和田秀樹

80歳の壁［実践篇］

幸齢者で生きぬく80の工夫

GS
幻冬舎新書
688

まえがき

なぜ、人は「80歳」を境に、がくっと衰えるのか？――これは、私が長年抱いてきた素朴な疑問であり、老年精神科医としての考察テーマでもありました。

むろん、医学的、生物学的な理由は多々挙げられます。しかし、私は近年、80歳という「切りのいい数字」に、その最大の原因があるのではないかと、思うようになりました。

「80歳」という節目のいい年に、何かを「やめる」人が増えるからです。

たとえば、「80歳になったから、運転をやめる」「傘寿を節目に、習い事をやめる」というように、80歳（傘寿）を節目に、人生に大きめの「コンマ」を打つ人が多いのです。

そして、何かをやめると、外に出かける機会が減り、頭や体をあまり働かせなくなり心身の衰えが加速度的に進むのです。つまり、何かを「やめる」ことが、健康寿命を縮めるのです。

健康寿命を延ばす要諦は2つです。ひとつは「やめない」ことです。もちろん、年をとれば、できることは徐々に少なくなっていきます。それでも、「残された能力」を生かし、方法を工夫して、なんとか「続けていく」ことが健康寿命を延ばします。

もうひとつの要諦は、「我慢をしない」ことです。たとえば、あなたは、次のような「我慢」をしてはいないでしょうか?

・本当は食べたいのに、「健康に悪いから」と我慢してしまう。
・したいことがあるのに、もう歳だから、と我慢する。

私は、この「食事の我慢」と「したいことへの我慢」が健康長寿を阻む内なる敵だと思います。

日本人は、いまだ『養生訓』の影響下にあるからなのか、健康に関して我慢をいといません。しかし「健康のために我慢する」という発想こそ、私は「不健康」だと思います。実際、「我慢」は健康寿命を縮めます。不必要な我慢をすると、NK細胞（ナチュラルキラー細胞）の活性が落ち、免疫力が低下して、ガンなどの大病を招くリスクが高まるからです。

ヒトの体は不確実性に満ちているので、むろん「我慢が功を奏する」場合もあります。しかし、「我慢」と「自分の気持ちを大事にする行動」のいずれが、最終的に健康寿命を延ばすかは、医者を含めて誰にもわかりません。

それならば、「食べたいものを食べて、したいことをして、前向きに愉快に暮らそう」というのが、前著『80歳の壁』以来の私の提案です。高齢者は、幸齢者になれるのです。本書でも、その考え方に変わりはありません。

本書では、そうした考え方に立ち、健康長寿を実現するための「80のヒント」について、お話しします。そのなかには、食べ方、眠り方、入浴法、家事、運動などに関する実践的なコツを満載しました。

ヒントの数は「80」ですが、一本一本のヒントのなかに、多数のコツを詰め込んだので、トータルのハウツウの数は何百にものぼります。もちろん、そのすべてを実践していただく必要はありません。人間、80歳前後にもなると、個人差が大きくなります。私の提案も、すべての高齢者には当てはまりません。「これ、私に合っているかも」と思うことがあれば、ひとつでも2つでも参考にしていただければいいのです。それでも、十分、あなたの健康寿命を延ばすことにつながると思います。

「老いを受け入れながらも、無用な我慢はしない。そして、できることを賢い方法で続けていく」――それが健やかな晩年を送るベストの道です。逆にいえば「やめる」と「我慢する」は、人生を短くも小さくもする「負の呪文」です。本書には、その呪文に抗するための知恵と知識を満載したつもりです。これからの人生を笑顔で過ごすため、本書が一助になれば、著者としてこれほど嬉しいことはありません。

2023年3月

和田秀樹

80歳の壁［実践篇］／目次

第3章 脳と心にわがままを許す

第4章 できなくてもサバサバ、できることは続ける 143

第5章 遊ぶ、外出する、笑う 189

編集協力　構　俊一
DTP　美創

第1章 おいしく、多めに食べる

1 エリザベス女王が、美しく長寿だった秘訣はタンパク質？

先年、亡くなったエリザベス女王は、いくつかの「健康信条」をお持ちで、日々実践されていたそうです。海外メディアの伝えるところによると、まずは「規則正しい生活」を心がけ、夜は11時に寝て、朝は7時半起床、8時半頃朝食を摂られていたようです。

「運動」面では、さすがは「馬好き」で知られた女王、乗馬を毎日1〜2時間ほど楽しみ、また1日30分間ほどのストレッチを日課にしていました。

そして、食に関しては「必要量のタンパク質を摂っていた」と伝えられています。「タンパク質と野菜、果物を多めに摂ること」を心がけ、**会食がない日のランチには、チキンか魚のグリルを食べる**ことが多かったそうです。

女王の健康信条のうち、私が最も注目するのは、意識的にタンパク質を摂られていたことです。女王が晩年まで、美しさとシャープな判断力を兼ね備え、96歳までの健康長寿を全うされたのも、「タンパク質」をよく摂取していたことが、大きな理由ではなかったかと思うのです。

私が、前著『80歳の壁』で、「高齢者こそ、肉を食べたほうがいい」と訴えたいちばんの理由は、「タンパク質を十分に摂取する」ためです（なお、普通、「高齢者」というと、65歳以上を指しますが、この本ではおおむね75歳以上の方々をそう呼びたいと思います。そのなかでとりわけ健康な方を、前著に引き続き「幸齢者」と呼ぶことにしたいと思います）。

話を「肉食」に戻します。一言に「肉」といっても、種類や部位によって、タンパク質を含む量は異なりますが、だいたいのところ、総重量の15～23%程度のタンパク質を含んでいます。これは、白飯（約3%）や野菜（1～3%）に比べると、格段に多い数字です。

そこで私は、高齢者に不足しがちな「タンパク質を十分に摂取する」ために、「肉を食べる」ことの重要性を強調したのです。

その後、幸いにして前著がよく読まれるなか、「肉食」について、さまざまな質問を受けることになりました。

「肉といっても牛、豚、鶏、いろいろな種類がありますが、どの肉を食べたらいいのですか？」

「歯が悪くて、肉を食べにくいのですが、どうすればいいですか？」

「結局、どの種類の肉を、どれくらいの量、食べればいいのですか？」

という具合です。

そこで、本書は、健康長寿につながる「肉の食べ方」について、より詳しく述べることから始めたいと思います。まずは、「肉を食べる」ことが、人体にとっていかに重要か、についてお話しします。

前述したとおり、食材としての肉の最大の長所は、タンパク質をたっぷり含んでいるところです。英語では、タンパク質のことを「プロテイン」といいますが、それは「第1のもの」という意味のギリシャ語に由来する言葉。その名のとおり、タンパク質は人体にとって「第1」に必要な栄養素なのです。

タンパク質は、内臓、筋肉、肌など、人体を形づくる主成分となります。そのため、**タンパク質が不足すると、内臓の働きが衰え、筋肉が落ち、肌質も劣化し**ます。

さらに、タンパク質は、免疫抗体、ホルモン、酵素など、人体をコントロールする重要物質の材料になります。そのため、タンパク質が不足し、免疫抗体などの材料が乏しくなると、免疫機能が低下します。ご承知のように、高齢者は肺炎(死因第5位)をこじらせて、亡くなることが多いのですが、若い人に比べて、肺炎が重症化しやすいのも、タンパク質不足による免疫力の低下がその一因です。

一方、タンパク質をよく摂取する人は、エリザベス女王のように、元気に長生きできます。100歳以上の人100人に、「3日間の食事（計9食）を記録してもらう」という調査によると、900食（100人×9食）のうち、じつに809食（89・9%）で、「百寿者」（100歳を超えて生きる人々）たちは、タンパク質をしっかり摂取していたのです。

2 1日プラス50グラムの肉を食べましょう

むろん、肉以外の食材、魚や乳製品なども、タンパク質を含んでいます。野菜にしても、多くの種類はタンパク質が少なめですが、なかには「枝豆」のように、100グラム当たり11・7グラムものタンパク質を含んでいるものもあります。枝豆は、「畑の肉」とも呼ばれる大豆の未成熟な実なので、これだけの量のタンパク質を含むのです。

栄養学では、**1日に必要なタンパク質の量は、おおむね男性60グラム、女性50グラム**とされますが、この数字は、肉以外の食材も含めてクリアすればいいものです。

それなのに、なぜ私がとくに「肉食」をおすすめするかというと、それは、肉類が、他の食品よりも「コレステロール」をより多く含んでいるからです。

というと、意外に思う方が多いかもしれません。この国では長年、コレステロールが目の敵《かたき》にされてきました。コレステロールを諸悪の根源とするかのようなネガティブ・キャンペーンの影響で、日本人の頭には「コレステロールを減らすこと=健康」という誤った常識が刷り込まれてしまいました。

たしかに、中年期までは、コレステロールが多すぎると、動脈硬化を引き起こすリスクが高まります。しかし、高齢になってからは、むしろ「コレステロール値が高い人ほど、健康」というのは、多少は勉強している医者の間では常識なのです。

たとえば、東京都の小金井市で実施された「70歳の人のその後の生存率」の追跡調査によると、コレステロール値が「やや高めの群」（男性190〜219mg／dl、女性220〜249mg／dl）が最も生存率が高いという結果が出ています。

そもそも、コレステロールは、人体に不可欠の物質です。その必要性、有用性について書きはじめると、それだけで1冊の本になりそうですが、ここでは3点に絞って、その重要な役割についてふれておきます。

まず、コレステロールは「細胞膜」をつくる重要成分です。そのため、コレステロールが不足すると、細胞の再生がうまくいかなくなり、内臓、筋肉、肌など、体のあらゆる部分の老化が進みます。

また、コレステロールは「性ホルモン」の原料にもなります。たとえば、男性の場合、コレステロールが足りないと、主要な男性ホルモンのテストステロンの量が不足し、肉体面では筋肉が落ち、精神面でも意欲や気力が乏しくなります。むろん、性機能も衰えます。日本人が**中年以降、セックスレスになりがち**なのも、「コレステロールを減らしたほうがいい」という誤ったキャンペーンの影響と、私は見ています。

さらにコレステロールは、脳内では、重要な神経伝達物質セロトニンの運搬役を務めています。そのため、コレステロール値が低くなると、メンタル面が不安定になり、うつ病にもかかりやすくなります。

というようなことを防ぐため、私は、タンパク質とともに、コレステロールを最も摂取しやすい「肉食」をおすすめするのです。

99歳まで現役の作家だった瀬戸内寂聴さんや、105歳まで現役医師だった日野原重明さんは、最晩年まで「ステーキ」をよく食べていたと聞きます。ただ、それは、なかなか真似のできないことかもしれません。そこで、私は、今よりも1日当たり「プラス50グラム」の肉を食べることをおすすめします。

たとえば、私は、うどんの有名チェーン店に行ったときは、釜揚げうどんやざるうどんではなく、「肉うどん」を注文します。ホームページによると、並盛りで、25〜27グラム程度のタンパク質を含んでいるようです。

また、ラーメン店では、**タンメンよりも、チャーシュー麺を選ぶ**ことが多く、スーパーでサラダを買うときも、野菜だけのサラダではなく、チキン入りのサラダを買うようにしています。

というように、少し意識すれば、「プラス50グラム」の肉を食べるという目標は、簡単に達成することができます。

3 牛肉、豚肉、鶏肉、どれもまんべんなくが理想

過日、久しぶりに朝のワイドショーに出演し、「高齢者は、もっと肉を食べたほうがいい」と話したところ、テレビ局に問い合わせの電話が殺到しました。その多くは、「牛肉、豚肉、鶏肉のどの肉を食べればいいのか？」という質問でした。

私は番組内でその質問に対して、「ひとつの種類に偏らず、牛肉、豚肉、鶏肉をまんべんなく食べてください」と、お答えしました。それが、健康寿命を延ばすための最良の方法だと思うからです。

タンパク質の量だけを考えれば、「若鶏《どり》のささ身」がいちばんです。100グラム当たりにして、最も多くのタンパク質を含んでいます。そのため、ボディビルの選手は、筋肉量を増やすため、若鶏のささ身ばかりを食べ続けます。減量中のボクシング選手も、それ以外の肉は口にしません。

たしかに、効率的に筋肉をつけ、体脂肪率を下げる（減量する）には、それが効果的な栄養の摂り方です。しかし、そうした特殊な食べ方が、高齢者の健康長寿につながるかどうかは、まったくの別問題です。

現実問題として、優勝や勝利、あるいは賞金を目指すスポーツ選手でもないかぎり、毎食若鶏のささ身料理という「超偏食」には耐えられないでしょう。高齢者がそうした食生活にトライすれば、メンタルヘルス面に悪影響が出て、トータルとしての健康が失われるのは、ほぼ必定です。

そもそも、「どの種類の肉が健康寿命を延ばすか?」というテーマに関して、調査したデータは存在しません。エビデンスが不十分な現状では、「なるべく多くの種類の食材を食べたほうが健康にいい」という栄養学の基本原則に立ち返り、「いろいろな種類の肉をまんべんなく食べる」のが賢明だと、私は思います。

簡単にいえば、「その日、食べたい肉を食べる」ことです。そうすれば、飽きることなく、しぜんに肉を食べる量が増え、また食事が楽しみになって免疫力が上がり、全体としての健康効果は大きくなります。

また、多くの種類の肉を食べたほうがいいのは、「遅延型アレルギー」を防ぐためでもあります。肉に限らず、**毎日、同じものを食べ続けるのは危険**です。「遅延型アレルギー」を招くおそれがあるからです。

私自身、食に関して2つの強い遅延型アレルギーを経験しました。「海藻」と「そば」に対するアレルギーです。以前、「健康にいいから」と、朝はかならず海藻サラダを食べ、昼は仕事場の近くで「そば」を食べるという食生活を送っていました。すると、その後の検査で、双方に対してアレルギーが生じていることがわかったのです。ちなみに海藻を食べるのをやめると、そのアレルギーはなくなりました。

遅延型アレルギーになると、腸の細胞が炎症を起こしやすくなり、その変調は、全身に悪影響をおよぼします。腸で排出できなかった毒素が、血液にのって全身に運ばれるからです。そして、当該の食品を口にすると「体がだるくなる」「調子が悪くなる」「お腹が張る」といった症状に見舞われることになるのです。

海藻もそばも、一般的には「健康にいい」とされる食材ですが、そればかりを食べる「ばかり食」は、かえって不健康な状態を招くことになるのです。

4 肉を嚙み切りにくい人は、プロテインで補給する

以上のような理由から、私が高齢者の方々に「肉食」をすすめると、なかには「私、歯が悪くて、肉を嚙み切れないんですよ」と、困り顔になる人もいます。

そういう人も、肉食をあきらめるのは早計です。歯が悪くても、調理方法を工夫すれば、肉を食べ続けられます。

まずは、ステーキや焼き肉をどう食べるか？ これは、調理の段階で、一口サイズにカットするといいでしょう。嚙みやすく、飲み込みやすいサイズにすれば、

歯の数がかなり減っていても、食べることができます。それでも「食べにくい」という人は、より小さく「半口サイズ」にカットするといいでしょう。

トンカツなどの厚めの肉は、ミートハンマーでよく叩き、薄く伸ばすと、噛み切りやすくなります。また、鶏肉は、南蛮煮にするなど、やわらかく煮ると、歯が悪くても食べられます。

また、どの種類の肉も、「挽き肉」を使い、ハンバーグやつみれにすれば、歯がほぼなくなっていても、食べられます。さらに、「とろみ」をつけると、飲み込みやすくなります。実際、**介護施設では、挽き肉を使い、とろみをつけた料理がさまざまなバリエーションで提供されている**ものです。

とはいえ、そもそも「肉が嫌い」という人もいるでしょう。そういう人は、「我慢」してまで、肉を食べる必要はありません。「コレステロールを摂取する」という面では不十分なものの、タンパク質は、魚、卵、牛乳、大豆食品などからも摂取できるからです。

念のため、申し上げておきますが、私が「肉を食べたほうがいい」というのは、「肉だけを食べなさい」という意味ではありません。私は、**日本人、とりわけ高齢者があまりに肉を食べていない**ので、「もっと肉を！」と申し上げているのです。

また、肉類も牛乳も納豆も苦手という人は、「プロテイン」でタンパク質を補給するという方法もあります。

プロテインは、タンパク質を摂るための栄養補助食品です。大きく分けて、次の3種類があります。

・粉タイプ――水や牛乳で割って飲みます。
・ゼリータイプ――ゼリーの中に、プロテインが入っています。
・バータイプ――プロテイン入りの甘い食べ物です。

というと、「今さら、プロテインを摂るなんて……」とおっしゃる方もいらっしゃるかもしれません。しかし、何事も「物は試《ため》し」です。一度試すと、思わぬ元気が出てくるかもしれませんよ。

5 肉を夕食ではなく、「朝食」にこそ食べてみよう

映画俳優のジャッキー・チェンは、1954年生まれですので、まもなく古希を迎える年齢ですが、今も若々しい姿を保っています。さすがに、香港映画時代のように、「全編ノースタント」というわけにはいきませんが、今も高い運動能力を保っていることは確かです。

彼の「アンチエイジング」に関してアドバイスしているクロード・ショーシャ博士というフランスの医師がいます。同博士は、世界的なアンチエイジング医学の権威で、私もその分野で長く師事しています。

同博士の研究テーマのひとつに、「タイムリー・ニュートリション」がありま す。ニュートリションとは「栄養」や「栄養学」という意味で、タイムリー・ニュートリションは「時間栄養学」と訳される研究分野です。簡単にいえば、「朝・昼・夜に、何を食べると、体にいいか？」「老化を遅らせることができるか？」という研究です。

そもそも、人間の臓器、とりわけ消化器系は1日24時間、同じペースで働いているわけではありません。それぞれの**臓器には、活発に動く時間帯と、そうではない時間帯がある**のです。

たとえば、肝臓は〝早起き〟の臓器で、朝のうち活発に働きます。そのため、同博士の研究によると、「肉は、午前中に食べると健康にいい」とされています。朝方は、肝臓が活発に働いているため、肉類のタンパク質を消化・吸収しやすいのです。

一方、肉を夕食に食べると、夜は、肝臓の働きが鈍っているため、タンパク質を十分に吸収できないというわけです。

ただし、日本人の場合、朝からステーキ・焼き肉というのは、難しいかもしれません。そこで「目玉焼きをハムエッグにする」「野菜だけのサラダに、焼き豚を切ってトッピングする」「素麺を肉素麺にする」などのような工夫をするといいでしょう。

また、同博士の研究によると、肉類以外では、「甘いものは、午後3〜4時頃に食べるとよい」ことがわかっています。その時間帯は、膵臓《すいぞう》の動きが活発なので、糖の代謝に関わるインシュリンが分泌されやすいからです。

その意味で、日本流の「3時のおやつ」も、英国流の「アフタヌーン・ティー」も、消化器のリズムに合った間食の摂り方といえるのです。

6 「腹八分目」ではなく、「腹九分目」を心がける

さて、ここからは肉類以外の「食べ方」について、お話ししていきましょう。まずは「どれくらい食べるか（＝どれくらいのカロリーを摂取するか）」です。

じつは、年をとっても、体が必要とするカロリー量は、思うほどには変わりません。

必要とするエネルギー量には、身体活動レベル（体をどれくらい動かすか）の違いによって幅がありますが、18〜29歳の男性で2300〜2650キロカロリーほど必要なのに対し、**75歳以上でも1800〜2100キロカロリーは必要**です。後期高齢者になっても、青年時代の80％近くは必要なのです。女性の場合も、必要とするカロリー量はすこし減りますが、「若い頃の8割弱は必要」という比率に変わりはありません。

しかし、現実には、若い頃の「8割」も食べている高齢者は、ごくまれです。

唐突なようですが、私は、それを貝原益軒《かいばらえきけん》の『養生訓』の悪しき影響と見ていま す。3世紀以上も前のこの本の影響で、日本では「腹八分目」が健康上の「国是」のようにされてきたからです。

実際、高齢になると、今も「粗食」をむねとする人が少なくなく、高齢者の多くは、必要カロリー量を摂取していません。そして、低栄養状態に陥り、筋肉量が落ち、フレイル(健康な状態と要介護との中間の状態)への道を歩んでいる人が少なくないのです。高齢になると、食欲が落ちていくにもかかわらず、「腹八分目」を心がけたりすると、いよいよ栄養不足になって、寿命を縮めることになりかねません。

たしかに、40~50代までは、「栄養の摂りすぎ」による生活習慣病が心配です。しかし、高齢になると、低栄養状態によるフレイル化のほうが、よほど心配なのです。

実際、厚生労働省が発表した「国民健康・栄養調査結果の概要」（令和元年度）によると、65歳以上の人のうち、低栄養傾向の人は男性12・4％、女性20・7％。85歳以上になると、じつに男性17・2％、女性27・9％の人が低栄養傾向にあるとされています。

ことに、低栄養になると、心配なのは「転倒」です。タンパク質不足から筋肉量が落ち、ちょっとしたことでころびやすくなることです。そして**骨折が原因で、寝たきりになるケースが少なくない**のです。

そこで、私は、高齢者は、「腹八分目」ではなく、「腹九分目」を心がけてはどうかと、ご提案します。暴飲暴食は避けながらも、食べたいものを食べ、量的にも満足感のある食事を摂る――それが、私のいう「腹九分目」の意味です。

7　メタボよりも、低カロリー・低栄養こそ要注意

「腹九分目」などというと、「メタボが心配」という人もいらっしゃるでしょう。

しかし、本当は、少しくらい「太め」なほうが、健康に長生きできます。

それは、世界中のさまざまな調査から、明らかになっていることです。「やや太り気味」（ＢＭＩが25をすこし超えたあたり）の人が、最も健康であることは、疫学的にはっきりしているのです。

たとえば、アメリカで、29年間にわたって行われた国民健康栄養調査によると、最も長生きするのは、ＢＭＩ25～29・9の「小太り型」。一方、18・5未満の「やせ型」の死亡率は、その2・5倍も高かったのです。日本でも、かつて宮城県で行われた5万人対象の大規模調査の結果、「やせ型の人は、やや太めの人よりも、6～8年も寿命が短い」ことがわかっています。なお、ＢＭＩは、体重（kg）を身長（m）で2回割った数値で、18・5～25未満が「普通」、25を超えると「メタボ」とされます。

というわけで、少し太ったときは、「メタボになった」と嘆くのではなく、むしろ「健康になった」「これで長生きできる」と喜んだほうがいいのです。

それなのに、厚生労働省は、2008年4月から、メタボかどうかをチェックする「特定健康審査」を国民に義務付けています。メタボになると、高血圧、糖尿病、高脂血症などになりやすいという理由から、メタボ対策を進めてきたのです。対策の大きな柱は「食生活の見直し」です。端的にいうと、それは摂取するカロリー量を減らすことであり、「愚策」と呼ぶしかない政策です。

食生活を下手に見直し、摂取カロリー量を減らすと、確実に体と脳（心）の老化を早めます。カロリー量を減らすと、おおむねそれに比例して、摂取タンパク質の量も少なくなるので、筋肉量が減り、老化が急激に進むのです。

そもそも、人間が中年以降、太るのは当たり前のことです。たとえば、男性の場合は、その主な原因は男性ホルモンが減ることです。テストステロンなどの男性ホルモンには、筋肉量を増やし、内臓の脂肪蓄積をおさえる働きがあります。そのホルモンが減少すれば、腹周りに多少脂肪がつくのも、人体の必然なのです。

だから、高齢になってからは、多少体重が増えたからといって、ダイエットや節食はNGです。高齢者の場合、**食事量を減らして、低栄養になるほうがよほど危険**なのです。

8 市販の弁当やお惣菜で、「雑食」を心がける

高齢になると、食事のメニューが「単品化」しがちです。調理したり、皿を洗ったりするのが面倒という理由から、朝食は食パン、昼食はカップ麺といった単調な食事になりやすいのです。むろん、そうした食事を続けると、栄養バランスが崩れ、老化を早めることにつながります。

とはいえ、高齢になると、1日3度、台所に立つのも大変です。そこで、私は

「中食《なかしょく》」「外食」をもっと利用することをおすすめします。中食は、市販の弁当やお惣菜を買ってきて、家の中で食べることを意味します。この項では、まず中食の食べ方について、お話ししましょう。

中食のいちばんのメリットは、「多くの種類の食材を口にできる」ことです。よく知られているように、1日に食べる品目数は「30種類」以上が理想とされますが、自分で料理をすると、そこまでの種類の食材はまず使えないものです。一方、中食を利用すれば、それが可能になります。

たとえば、コンビニや弁当チェーン店の「弁当」には、多種類の食材が使われています。とりわけ、「幕の内弁当」系なら、15種類ほどの食材を1食で食べることができます。

市販の弁当というと、「食品添加物が多そう」「塩分が多そう」というマイナスイメージを抱き、頻繁に食べるのは健康に悪いと思っている人もいることでしょう。

しかし、現実には、今どきの市販の弁当は、かなり優秀な食品です。競合店ひしめき合うなか、添加物を控えめにし、衛生状態にも気を配っています。3食のうち1度くらい食べても何ら問題はありません。

むろん、買うたびに、幕の内弁当を食べる必要はなく、「今日は豚肉のしょうが焼き弁当、明日は焼き魚弁当」と、バラエティに富んだ「弁当生活」を心がけるといいでしょう。それが、**30品目を達成し、バランスよく栄養を摂る**ことにつながります。

ときには、若者用の「がっつり系」の弁当にも手をのばしてみてください。量が多ければ、2回に分けたり、夫婦2人でシェアして食べればいいのです。

そのようにして、和風、中華、洋風、いろいろな料理を楽しむことが、適切な栄養補給につながります。それは、「外食」する際も、同様です。今日、刺身定食を食べたら、次回は焼き肉、その次はラーメンというように、いろいろなメニューを楽しんでください。

メニューに変化をつけると、しぜん足を運ぶ店が変わることにもなります。そうした「小さな変化」は、後述するように、脳にとってもいい刺激になるのです。

9 「カップ麺」はトッピングを工夫してバランスをとる

私が「単品の食事は避けたほうがいい」と申し上げても、それでも「カップ麺は便利で、そこそこおいしい。ときどきは食べたい」という人もいるでしょう。

実際、高齢者には、「依存症」になったかのように、カップ麺を常食している人がいるものです。カップ麺は依存症を招きやすい食品です。その理由は「味が濃い」からです。

私は、根っからのラーメン党で、40年以上、いろいろなラーメン店を食べ歩いてきましたが、私の見るところ、「味の濃い系」のラーメン店は、まずつぶれません。味が濃いと、そのラーメンに依存する人、要するに「常連」が増えるからです。一方、あっさり系のラーメン店は、かなりおいしい店でも、その味のように、あっさりつぶれることがあります。その理由は、**依存症者（＝常連）が増えにくい**からだと、私は見ています。

カップ麺に話を戻すと、今は、各メーカーが添加物量などに留意しているので、毎食、カップ麺を食べていても、それで「命に関わる」ことはありません。他の食品も含めて、加工食品に多少の発ガン性があるといっても、それは100万人に1人発症するかどうかの確率です。

とはいえ、むろん「毎食、カップ麺」という食生活をおすすめするわけにはいきません。カップ麺を常食すると、摂取する食材の種類が減り、栄養バランスが偏るからです。そうした単品型の食生活は、心身の老化を早めます。

また、同じものばかりを食べていると、前述したように、「慢性型の食品アレルギー」になるリスクも高くなります。

というような理由から、単品型の食生活は避けたほうがいいのですが、「それでも、カップ麺を食べたい」という人には、自分で「具材」をトッピングすることをおすすめします。

今は、スーパーに行くと、**煮玉子やメンマ、焼き豚など、ラーメン用の具材**がいろいろと並んでいます。それらをカップ麺にトッピングするのです。そうして、食材の種類を増やせば、高齢者が陥りがちな「単品の害」をある程度防ぐことができます。

10 ラーメンスープを飲み干しても、塩分の摂りすぎになりません

私は、ラーメン店に足を運んだときは、基本的に「ラーメンスープ」を飲みきっています。先日も、若い知人とラーメンランチをともにした際、私がいつものようにスープを飲み干すと、「先生、医者の不養生ですよ。最後まで飲んでいいんですか」と〝注意〟されました。

私が「あなたは飲みたくないの?」と問い返すと、「そりゃ、飲みたいですけど……。でも、塩分の摂りすぎになりませんか」と、訊《き》かれました。

「なりませんよ」——私はそう答えました。

その理由は、専門的にいえば、「高齢になると、腎臓が塩分を貯留する能力が落ちるため、むしろ塩分不足、低ナトリウム血症のほうが心配だから」ということになります。同症は、血液中のナトリウム濃度が不足する症状で、悪くすると、意識障害や痙攣《けいれん》を引き起こします。

そもそも、今は、どのラーメン店でも、塩分や化学調味料の使用を控えています。また、ラーメンスープには、さまざまな食材のエキスが溶け込んでいます。それを飲まないのは、栄養面からみて、むしろもったいないことなのです。

そもそも、私は、まえがきでも述べたように、「本当は飲み干したいのに、『我慢』する」という考え方こそ、「不健康」だと思います。塩分の害以上に、「我慢の害」が健康寿命を縮めることが多いからです。不必要な我慢をすると、ナチュラルキラー細胞の活性が落ち、免疫力が低下して、ガンをはじめとする大病を招くリスクが高まります。

そもそも、「○○を食べたい」という欲求は、体が「タンパク質不足」や「脂質不足」など、何らかの「不足」を察知したことによって生じていることが多いのです。そのため、食べたいものを我慢すると、その「不足」を助長し、健康長寿を阻害しかねません。

11 ご飯やパンから食べはじめてはいけない

この項では、「いろいろな食材をどんな順番で食べるか」について、お話しします。年をとると、血糖値が乱高下しやすくなることもあって、若い頃以上に「何から食べはじめるか」という、「食べ順」が重要だからです。

最も注意したいのは、「炭水化物」系から、食べはじめることです。少なくとも、最初から、炭水化物系ばかりを口に運ぶのは避けましょう。

食べはじめから、**炭水化物系ばかりを口にすると、血糖値が急上昇**してしまいます。すると、膵臓のランゲルハンス島がインシュリンを分泌し、血糖値を下げようとします。すると、血糖値は下がるのですが、そうした血糖値の乱高下が体の負担になり、細胞の炎症を引き起こすのです。細胞の炎症は、ほぼイコールで「老化」を意味します。

むろん、炭水化物を多く含む食品の代表格は、ご飯とパンです。いきなり、白飯だけを食べるという人は少ないでしょうから、むしろ問題はパンにあります。いきなり、ジャムをたっぷり塗った食パンにかじりついたり、菓子パンをパクつくと、血糖値が急上昇します。まずは、サラダなど、副食を胃に入れてから、パンをかじるのが、正しい「食べ順」です。

その意味で、フレンチやイタリアンのコース料理で、前菜を先に食べ、パンやパスタをその後で食べるのは、理にかなった「食べ順」といえます。それよりよいのは和食の懐石料理で、焼き物、煮物、向こう付けなどの料理のあとに、締めに白いご飯を食べるのも、理想的な「食べ順」といえるのです。

理想をいうと、やはり最初は「タンパク質」を口に入れたいものです。たとえば和風の朝食なら、**まずは豆腐や玉子料理を食べてから、ご飯を口に運ぶ**といいでしょう。サラダ類など、野菜を先に食べるのも、いきなり炭水化物系をパクつくよりは、健康的です。

また、昼食には、麺類を食べる人も多いと思いますが、その場合も、豆腐の小鉢を用意するなど、「タンパク質」を食卓に添え、そちらから食べはじめるといいでしょう。

12 食欲が湧かないときは、おかずだけ食べればいい

高齢になると、食欲が湧かない日もあるものです。その原因は人それぞれで、「運動不足から、食欲がなくなる」人もいれば、「胃腸の消化力が落ちて、食べたものの消化に時間がかかるため、食欲が出ない」という人もいます。

あるいは、歯が悪くなって、嚙みにくいため、食欲が湧かないという人も増えます。咀嚼《そしやく》する力が落ちると、脳の食欲に関する中枢への刺激が乏しくなり、食欲が湧きにくくなるのです。

また、心理的な理由から、食欲が落ちるケースもあります。たとえば、配偶者

を亡くし、一人暮らしになって、悲嘆や孤独感から食欲がなくなることがあります。また、夫に食事を用意する必要がなくなることで、食卓への関心が薄れ、結果的に食欲が失われることもあります。

さらには、薬物の副作用で食べる気がしないという人もいれば、味覚や嗅覚に障害が生じて、何を食べてもおいしくない、という人もいます。

では、そのような理由から、食欲がなく、料理を食べきれないときには、どうすればいいか――そういうときには、**おかずを先に食べて、ご飯やパンを残すこと**です。おかずさえ何とか食べていれば、タンパク質やビタミン、ミネラルをある程度は摂取することができるからです。

13 梗塞《こうそく》リスクを1週間に1パックの納豆で下げる

「豆類」をよく食べる国は、おおむね長生きの国です。

たとえば、北欧のスウェーデンは、男性の平均寿命では、日本とほぼ肩を並べる長寿国ですが、この国には、エンドウ豆やブラウンビーンズをよく食べる習慣があります。

むろん、わが国の平均寿命が世界一長いのも、納豆や味噌など、大豆を原料とする食材を「国民食」としてきたことがその一因とみていいでしょう。

大豆は「畑の肉」と呼ばれるくらい高タンパクの食品であるうえ、疲労回復に効果的なビタミンB群をたっぷり含んでいます。他にも、オレイン酸など、健康に必要な各種の栄養素を含む「健康食材」です。

大豆食品のうち、納豆に関して、かつて「高山《たかやま》調査」と呼ばれる大規模調査が行われたことがあります。栄養学の世界では有名な調査で、現在の岐阜県高山市で、約2万9000人の男女を対象にして、16年間にもわたる追跡調査が行われたのです。

その結果、1週間に1パック以上の納豆を食べていた人は、ほとんど食べない人に比べて、心筋梗塞と脳梗塞を患うリスクが約25％も低いことがわかりました。納豆1パックで、約5グラムのタンパク質を摂取できます。その「粘り強い」積み重ねが、心臓と脳の梗塞リスクを小さくするのです。

14 酒は薄めて飲んでこそ、「百薬の長」になります

アルコール類は、高齢になっても、「適量」をたしなむ分には、何ら問題ありません。80代の人の肝臓も、適量のアルコールなら代謝できます。

ただし、「深酒」「大酒」は禁物です。

摂取するアルコール量は、若者・壮年世代でも、純アルコールにして「1日平均20グラム程度」にとどめることが推奨されています。これは、**ビールなら中ビン1本、日本酒なら1合程度の量**です。高齢者の場合、肝臓の分解能力が落ちて

いますから、それ以下の量をちびちび楽しむのが賢明です。

高齢者が毎日、酩酊《めいてい》するほどに飲み続けると、アルコール依存症への道まっしぐらとなります。年をとると、アルコールの代謝能力が落ちるため、短期間のうちにアルコール依存が進行するのです。実際、高齢者の約15％は、「飲酒に関係する健康問題」を抱え、約３％の人はアルコール依存症状態にあります。

また、高齢者が深酒すると、疲れがとれにくくなります。肝臓が、疲労回復に役立つタンパク質の合成よりも、アルコール分解を優先するからです。そのため、体内の隅々までタンパク質が行き渡りにくくなり、いつまでも疲労感が続くのです。

ともかく、若いころと同じような調子で、飲み続けないことです。足がふらつくまで飲んだりすると、ころんで、大ケガを負うリスクも高まります。一夜の酩酊が寝たきり生活を招きかねないのです。

そこで、「それでも飲みたい」という左党には、「アルコール濃度をなるべく低くして飲む」ことをおすすめします。飲む液体量は多少多くとも、純アルコール量は増やさないという飲み方です。

たとえば、ウイスキーや焼酎など、アルコール濃度の高い酒を飲むときには、なるべく多めの水やお湯で割って、アルコール濃度を低くして飲みます。濃度を低くするほど、純アルコール量を減らせるとともに、老化した肝臓でも、アルコールを分解しやすくなります。

一方、日本酒など、割っては飲めない酒は、水と一緒に飲むといいでしょう。アルコールには利尿作用があるため、酒だけを飲み続けると、水分不足になります。水と一緒に飲むと、**血中アルコール濃度の上昇を防げるうえ、水分不足に陥らず、悪酔いもしにくい**のです。

と申し上げても、「水と一緒になんか、飲めるかい」という人には、せめて

「水分多めの肴《さかな》」を食べながら、飲むことをおすすめします。そこまでの左党なら、野菜スティックを食べながら飲むと、酔いが回りにくいことは、経験的にご存じでしょう。それは、野菜に含まれている水分を摂取しながら、飲んでいるからです。野菜スティックや豆腐を肴に飲めば、多少は血中アルコール濃度の急上昇を防ぐことができます。

15 ランチは、自宅ではなく、できるだけ外食する

定年退職し、通勤しなくなると、昼食を自宅で食べることが増えます。しかし、私は、ランチくらいは、「外食」することをおすすめします。そのメリットはじつに多数におよぶのですが、ここでは3つほど挙げておきましょう。

まず、ランチを外で食べることにすると、1日1度は外出することになるからです。日がな自宅で過ごすのは、自ら体と脳の老いを招くようなものです。昼飯

を外で食べることにすると、その勢いで行動半径がしぜん広がります。それが、いい運動になり、脳への刺激にもなるのです。

私自身、近年、健康のため歩くようになり、もっぱら昼飯どき、新しい店を開拓するため、仕事場の周辺を歩き回っています。

それが、昼休みの運動には、ちょうどいいのです。昼飯を外で食べることにすると、最寄りの店の味にはやがて飽きてきますから、すこしずつ遠出するようになります。そうして**歩く距離が延びると、よりお腹がへって、ランチをより美味しくいただける**ようにもなるのです。

また、男性の場合、昼飯も自宅で食べるとなると、奥さんにとって、その用意が大変な手間になります。夫が働いている間、昼間は妻にとって自由時間であり、息抜きの時間でした。それが、夫の昼飯も用意するとなると、外出もままならなくなります。

妻にとって、「亭主、（昼飯どきぐらいは）元気で留守がいい」のです。夫がランチを外で食べることは、夫婦円満をもたらします。

毎日、外で食べるのが難しければ、週3回ほど天気のいい日に、それも難しければ、週1回のランチを外で楽しむ——というように、外食を続けることが、健康寿命を延ばすことにつながります。

第2章 薬と医者と数値を疑う

です。

16 首、手首、足首を保温して免疫力を上げる

「平熱が1度下がると、免疫力が40%下がる」という研究報告があります。その数字には議論があるにしても、「体温が低いと、免疫力が落ちる」ことはたしかです。

例をあげると、体温が低いと、カゼウイルスやインフルエンザウイルスなどへの抵抗力が弱くなり、すぐにカゼをひき、他の病気にもかかりやすくなります。疲れやすくもなります。

一方、体温が高めだと、体内の「化学反応」、いわゆる新陳代謝がスムーズに進み、免疫力が高まります。病原体を排除するマクロファージなどの免疫細胞は、体温が高いほど、活性が高まるからです。

また、新陳代謝の主役をつとめる「酵素」は、体の深部体温が37・2度くらい

のとき、最もよく働きます。体表面（皮膚）の温度は、それよりも0・7～1度ほど低めなので、体温計で計ったとき、36・2～36・5度くらいが「適温」といえます。

平熱がそれ以下に下がるいちばんの原因は、「運動不足」です。人間の体で、最も多くの熱をつくるのは「筋肉」であり、運動不足だと、筋肉が落ちる分、発熱量も落ちてしまうのです。50代から体温が下がり気味になる人が多いのも、筋肉量が減ることがその一因です。

また、一般的に、女性が男性よりも寒さに弱く、冷え性の人が多いのも、**男性よりも筋肉量が少なく、発熱量が乏しい**からです。

その筋肉の約70％は「下半身」に集中しています。そのため、下半身の筋肉をよく動かし、筋肉量を増やせば、体温を上げることができます。

では、下半身の筋肉は、どうすれば鍛えられるか？——最も効果的な方法は、

「歩く」ことです。筋肉量の多い下半身を安全にトレーニングできるからです。

また、「歩く」ことは「冷え」対策にもなります。たとえば、家の中にいて「冷え」を感じたときは、部屋の中でぐるぐる歩き回るだけで、多少は体が温まります。そもそも、足先など体の端々が冷えるのは、体の中央にある内臓周辺の体温を保つため、末端の血管を縮め、放熱を防ぐからです。少し歩くと、末端の血行がよくなり、冷えが解消されます。

また、体温を下げないためには、「3つの首」をよく温めることです。「3つの首」とは、**首、手首、足首**のこと。これらは、いずれも血流の多い部位なので、温めると体全体を温めることができます。逆にいうと、「風邪は3つの首からひく」という言葉があるくらいで、これらの部位が冷えると、全身が冷えてしまいます。

とりわけ、注意したいのは、頭を支える「首」です。冬場、寒さを感じたときは、マフラーやストールを巻いて、冬将軍に体熱を奪われないようにしましょう。首を温めると、血流がよくなり、頭痛を和らげる効果もあります。さらに冷え込む日は、手首は手袋で守り、足首にはレッグウォーマーを履いて、熱を逃さないようにしたいものです。

17 おしゃべりやカラオケでのど仏を鍛える

2021年の統計によると、日本人の死因ランキングは、1位・ガン（26・5％）、2位・心疾患（14・9％）、3位・老衰（10・6％）がトップ3を占めています。かつて、日本人の3大死因のひとつとされた脳血管疾患（7・3％）は、4位に下がっています。

続いて、5位・肺炎（5・1％）。そして、6位に、この項のテーマである「誤嚥《ごえん》性肺炎」（3・4％）が顔を出します。

「3・4%」という数字は、ガンや心疾患に比べると、小さいように見えますが、それでも30人に1人は、この「事故」に近い疾患で亡くなっているのです。なお、以前の死因別統計では、「肺炎」と「誤嚥性肺炎」が一括《ひとくく》りに扱われていたのですが、後者が急増していることから、近年、分けてカウントされるようになり、誤嚥性肺炎が一躍上位に顔を出したのです。

十八代目・中村勘三郎さんの死因も、「誤嚥性肺炎」と公表されています。勘三郎さんの場合は、食道ガンの手術を受け、手術自体は成功とされたものの、術後、誤嚥から肺炎を発症、帰らぬ人となったのです。

誤嚥性肺炎は、おもに「食べ物が誤って気道に入る」ことによって発症する肺炎です。その原因となる「誤嚥」を防ぐには、**のどの筋肉、とりわけ、のど仏を動かす筋肉を鍛える**必要があります。

そのためには、「声を出す」のがいちばんです。おしゃべりし、カラオケを楽しみ、孫に読み聞かせをすれば、のど周りの筋肉とともに、気管や肺周辺の筋肉など、呼吸関係の筋肉全体を鍛えられます。

また、誤嚥を防ぐため、近ごろ「よく、むせるなァ」と思うようになった人は、調理方法を工夫するといいでしょう。とくに、粉っぽいものはむせやすいので、とろみをつけて食べるなど、より飲み込みやすい形にするのがおすすめです。また、意外に危ないのが「汁物」です。熱いため、具材を誤嚥しやすいので、少しずつ口に運びたいものです。

加えて、誤嚥を防ぐためにも、「歯」を大事にしましょう。よく噛んで食べることは、誤嚥防止につながります。歯を守る方法は、10ページほど後で詳しく述べましょう。

さらに、口の中を清潔に保つことも必要です。口の中が不潔だと、肺炎の原因となる細菌が増え、誤嚥したときに肺炎を発症するリスクが高まるからです。

18 血糖値は高いより低いほうがよほど危ない

私は3年前、やたらにのどが渇くので、検査を受けることにしました。すると、血糖値が660mg／dlにも達していたのです。むろん、重症「糖尿病」の域です。医者には、インシュリン注射による治療をすすめられましたが、私の場合、「2型糖尿病」だったため、断ることにしました。糖尿病には2つの種類があり、「1型糖尿病」はインシュリンが分泌されなくなるため、インシュリン注射が必要になります。一方、「2型糖尿病」は、インシュリンを受け止めるレセプター（受容体）の故障が原因なので、インシュリン注射以外の治療法もあるのです。

結論から申し上げると、その後、私は、もっぱら「歩く」ことによって、血糖値をコントロールしています。それまで、まったく運動をしていなかったためか、**毎日30分ほど歩くことにしたところ、血糖値を200〜300前後でコントロールできるようになった**のです。

「正常値」とされる数字までは下がっていませんが、それでも、のどは渇かなくなり、さほどの支障は感じていません。

そもそも、「血糖値は低ければいい」というものではありません。

空腹時に80～99mg／dl未満が「正常」とされるものの、私は600を超えても「意識」に障害は全く出ませんでした。一方、40くらいまで下がると、意識を失い、20～30まで下がると、命が危ぶまれます。血糖値は、高いよりも低いほうがよほど怖いのです。

とりわけ、幸齢者にとって、血糖値の下げすぎは危険です。血糖値は、1日のうちでも上下するので、「正常値」まで下げようとすると、低血糖になる時間帯が生じやすくなります。そもそも、糖尿病の本質は、「血糖値が高すぎる病気」ではなく、「血糖値が安定しない病気」であることです。簡単に高血糖になる反面、簡単に低血糖にもなるのです。そして、低血糖になる時間帯に、50を切ったりすると、臓器にダメージを与えるリスクが高まるのです。

また、慢性的な低血糖状態になると、体や脳の活性が落ち、ふらついたり、終日、頭がぼうっとしていることになりがちです。脳波を測定すると、起きているのに、「徐波《じょは》」という睡眠時のような脳波が現れる人が増えるのです。私は、高齢者の交通事故も、糖尿病の薬などによる「血糖値の下げすぎ」が一因なのではないかと懸念しています。

また、血糖値が低いと、アルツハイマー病になるリスクも高まるとみられています。血糖値が下がる時間帯に、脳に糖分（栄養）が行き届かなくなるからです。

そこで、私は、高齢になったら、血糖値に関しては「100mg／dl未満」といった正常値にこだわるのではなく、さほど高くない値で、本人にとって快い状態（ふらついたりしない）でコントロールするのが、ベストだと思います。

とりわけ、75歳まで生き延びた人に関しては、血糖値が多少高くとも、脳梗塞や心筋梗塞の発症率が、正常な人とさほど変わらないことが、さまざまな調査から明らかになっています。

さらに、糖尿病の薬には、飲んだときに「血糖値を下げる効果」はあっても、長期的にみると、「死亡率を下げる効果はない」薬が多数あることがわかってきました。要するに、薬を飲んでも飲まなくても、寿命には関係ないということです。

というわけで、私は、**体のふらつきや、頭がボケた状態になることを我慢してまで、血糖値を下げる必要はない**と考えているのです。

19　医者からもらった薬を「半分」やめる勇気を持つ

この項《こう》、積年の思いが募り、つい過激な「見出し」を打ってしまいました。担当の編集者氏からも「先生、大丈夫ですか」と尋ねられたくらいです。しかし、これが、私の偽らざる本音です。

私自身、高血圧の薬を常用し、いらないと思ったものは捨てています。

当初は、マニュアル的な治療指針にもとづいて、血圧を正常値とされる140まで下げる量の薬を飲んでいたのですが、すると頭がふらふらし、生活の質も仕事の質も保てなくなったのです。そこで、薬の量を自分で減らし、血圧を170くらいでコントロールしています。

幸齢者の方々は、私以上に、薬に関して、大変な思いをされているでしょう。年齢を重ねると、心身にさまざまな症状が出るため、各診療科を回って、医者にいわれるままに薬を飲んでいると、人によっては1日15種類もの薬を飲むことにもなります。

それだけの種類・量の薬を飲めば、間違いなく「体に合わない薬」と出くわします。体がだるくなったり、ふらついたりするのです。悪くすれば、重大な副作用が生じ、健康寿命を縮めることにもなります。

そもそも、私を含めて、高齢者を専門とする医者は、薬を多用しません。高齢になるほど、副作用が起きやすいことを経験的に知っているからです。高齢者は、肝臓や腎臓の処理能力が落ちているため、**薬の成分が長く体内にとどまり、その分、副作用のリスクが高まる**のです。まさしく、「クスリはリスク」です。

さらに、薬を飲んで、血圧や血糖値が一時的に下がっても、それが長い目でみて健康長寿につながるかどうかは実証されていません。そうした日本人を対象にした大規模調査は行われていないのです。また、「多剤服用」(多くの種類の薬を一緒に飲むこと)が、どのような相互作用を及ぼすかも、ほとんど検証されていません。

そういう状況のなか、本当に医者のいうとおりに薬を飲む必要があるのか――私は、かなり疑問に思います。少なくとも、飲んだあと、体調が悪くなるような薬は「捨てていい」と思います。辛《つら》い思いをしてまで、薬を飲むと、かならずや免疫力が下がります。その分、感染症にかかったり、ガンになりやすくなるのです。

私も、「すべての薬を飲まなくていい」といっているわけではありません。ただ、「薬は、少ないほうがいい」とは思っています。少なくとも、各種検査の正常値にこだわって、飲むメリットはありません。薬は、「検査数値を下げる」ために飲むものではなく、「日常の活動レベルを下げない」ために飲むものなのです。

私は、副作用を感じたときは、医者のくれる薬のうち、飲むのは半分程度にして、様子をみるという方法もあると思います。そもそも、「薬」という漢字は、草かんむりに「楽」と書きます。さまざまな薬に対して、「楽になるから飲む。楽にならないのなら飲まない」というスタンスで臨まれることをおすすめします。

20 ガンは切ればいいとは限らない

3年ほど前、知り合いの医者から「膵臓ガンの疑いがある」ことを告げられました。月に5キロも体重が減り、血糖値が急に上がったからです。畑違いとはいえ、私も医者の端くれです。その可能性がかなり高いことは、話ぶりから想像がつきました。

膵臓ガンは、とりわけ厄介なガンで、手術可能なステージ2でも、5年生存率は20%ほどです。外科的な「手術」は成功しても、その後、寿命を延ばすことは難しいのです。

私は少考して「手術はしない」「化学療法も受けない」と腹を決めました。

手術をすると、確実に体が弱るからです。その後、**化学療法を受ければ、気持ちが悪くて、外を歩くこともできなくなる**ことがあります。動けなければ、身体能力は衰え、生活の質は急降下します。

一方、ガンは、手術をしなければ、末期になるまで、体力がさほど落ちない病気です。脳にも大きな影響はありません。そこで、他の治療も含めて、「ほぼ何もしない」ことに決めたのです。そして、借金をして、体力のある間に、最後の映画を1本撮ろう（私は、ときどき映画監督もしています）と、心に決めました。

幸いにして、その後ガンの疑いはまずなくなり、2型の糖尿病であることがわかったのですが、この経験は、高齢者のガンと生活の質に関して、より深く考えるきっかけになりました。

もともと、私は「ガンは切ればいい」という考え方には与《くみ》していません。ガン切除に対して、かなり消極的な立場といっていいと思います。とりわけ、高齢者のガン手術には否定的です。高齢者専門の臨床医として、高齢者が、ガン手術によって「得るもの以上のものを失う」ケースを多数、目にしてきたからです。

おおむね、70代以降の人がガン手術を受けると、体力が落ち、一気に老け込みます。たとえば、胃ガンを切除すると、ガン以外の胃の3分の2ほどを切除されるため、術後に栄養を摂りにくくなり、衰えが一気に進みます。消化器系だけでなく、全身の機能が落ち、他の病気にかかるリスクも高まります。また、**入院中に筋肉が衰え、術後、寝たきりになる**おそれもあります。

一般的にいって、70～80代のガンは、進行が遅いため、放っておいても、手術した場合と同じくらい生きられる可能性があります。そして手術を受けた場合よりも、高いレベルで体力を維持できるケースが多いのです。

むろん、手術を受け、衰えた体でも長生きするか、寿命が多少短くなっても手術を受けないで生活の質を保つかは、本人の生き方の問題であり、正解はありません。ただ、いざガン告知を受けたとき、「ガンは切ればいいというものではない」という私の「ヒント」が、選択肢の幅を広げることにつながれば、幸いです。

21 甘いものを食べたあとは、すぐにお茶や水を飲む

歯と健康には、〝噛み切ろうとしても切れない〟関係があります。

1989年、「8020運動」（80歳のときに20本以上の歯を残そうという運動）が始まった頃、その数字に達している高齢者は、全体の10％もいませんでした。それが、2016年には50％を超えました。その間、百寿者が大きく増えたのも、歯の状態がよくなったことがその一因だと、私は見ています。

実際、100歳以上の人にアンケートをとると、100歳を超えてなお、「前歯で肉を噛み切れる」という人が60％もいるのです。そして、59％の人が「奥歯で固いものを噛むことができる」と答えています。

その一方、歯が悪くなると、肉、野菜、海藻といった「体にいいが、歯が悪いと食べにくい」食べ物の摂取量が、10～15％も減るというデータがあります。すると、当然、タンパク質やビタミン、ミネラル類が不足することになります。

ここで、改めて注意を呼びかけたいのは、「年をとると、虫歯が増えやすくなる」ことです。

虫歯は、**歯垢中の細菌が糖を材料にして、酸をつくる**ことによって生じます。高齢になると、歯茎が痩せ、エナメル質におおわれていない歯根の露出部分が増えるため、そこから酸におかされ、虫歯が増えることになるのです。

そこで、高齢者が虫歯を防ぐための方法を2つ紹介しておきたいと思います。

まずは、「甘いもの（糖が多いもの）を食べたあとは、すぐに水やお茶を飲む」ことです。直後に歯を磨くのがベストですが、せめて水などを飲んで、糖分を洗い流し、酸ができるのを防ぎましょう。とりわけ、キャラメルなど、歯にくっつきやすく、糖分が歯に残りやすいものは要注意です。

そして、第2には、歯ブラシの選び方です。高齢者は、歯のエナメル質が減っているので、なるべく毛がやわらか目のものを選びましょう。そして、ソフトにやさしく磨くことです。硬い毛の歯ブラシを使い、若いときのようにごしごし磨くと、歯や歯肉をさらに削ってしまいます。

また、高齢者には、ヘッドの小さな歯ブラシが向いています。口を大きく開けるのが難しいため、ヘッドが大きいと、歯の裏まで磨けないためです。また、握力が落ちている人は、柄《え》（ハンドル）が太めのものを選ぶと、しっかり握ることができます。

歯の状態にあった歯ブラシを選び、やさしく丁寧に磨いて、いつまでも肉やたくあん、さきいかなどを自分の歯で噛み切りたいものです。さらに歯間ブラシの併用で歯垢《しこう》の材料を残さないことも大切です。

22 「耳が遠くなった」と感じたときは、まず無料の補聴器を試す

年をとると、誰しも耳が遠くなりますが、そのおもな原因は、「耳の中の有毛

細胞（音を察知する毛）が減る」ことです。すると、とくに周波数の高い音、たとえばインターホンの音や電子レンジの音などの機械音が聞き取りにくくなります。人との会話では、高い声や、高い周波数で構成される「サ行」と「タ行」の音がよく聞こえなくなります。そのため、「サイトウさん」を「イトウさん」に聞き間違えたりします。

聴力の衰えは、認知症発症の大きな原因になります。「聞く」とは、鼓膜から入ってきた音が電気信号に変換され、脳に伝わることです。脳は、その刺激によって活性化するのですが、難聴になって**脳の受け取る電気信号が乏しくなると、それが認知能力低下の原因のひとつ**になるのです。

また、耳が遠くなると、「どうせ聞こえないから……」と、人との会話が億劫《おっくう》になり、コミュニケーションの機会が減ります。そうした社会的孤立も、認知症を進行させる要因になります。

さらに、聞こえにくい状態が続くと、ストレスが高まり、それが耳鳴りにつながるケースもあります。難聴によるストレスが、脳や体に悪影響を与え、耳鳴りを引き起こすとみられています。

そこで、「最近、耳が遠くなってきたな」と感じはじめたら、早めに「補聴器」を試してみることをおすすめします。

前にも述べたように、何事も「物は試し」です。試すだけなら、お金もさほどかかりません。補聴器の専門店では、「お試し期間は無料」というサービスを用意していることが多いので、それを利用するといいでしょう。また、レンタルの補聴器もあります。さらに、自治体によっては、補聴器の費用を助成する制度を設けているところもあります。

そうしたサービスを利用して、最初は、お金をあまりかけないで、自分がどの補聴器に向いているかどうか、試してみるといいでしょう。老眼鏡をかけはじめたときと同じで、最初から丸一日つける必要はありません。必要なときに、1日1～2時間程度つけるところから始め、それで「生活の質」の向上につながるかどうか、テストしてみることをおすすめします。

23 骨粗鬆症《こつそしょう》を予防するカルシウム・日光・運動

いわゆる「骨密度」は、青春時代（18～20歳頃）にピークを迎えます。その後、40代から落ちはじめ、とりわけ**女性は閉経期前後から急低下**します。

現在、骨粗鬆症患者の約80%は、女性が占めています。私は、女性は、成長期にダイエットをすることが多いため、その時期の栄養不足が骨粗鬆症の発症率を高くしている一因ではないかと、見ています。

いずれにせよ、骨密度が落ちると、骨折したり、骨にひびが入りやすくなります。「手をドアにぶつけた」といったケガだけでなく、「くしゃみ」が原因で骨折することもあります。また、頭の重みで背骨が曲がり、圧迫骨折を招くこともあります。

なお、「骨粗鬆症」という病名には「鬆」という難しい漢字が含まれていますが、その訓読みは「す」。大根の内部に小さな孔《あな》が開いていると、「す（鬆）が入っている」といいますが、骨粗鬆症も骨に「鬆が入った」ような状態になるので、こう呼びます。

この病気の厄介なところは、自覚症状がほとんどないことです。「自覚」するのは「骨を折ってから」ということが多いのです。今はまだ支障を感じていない人も、加齢とともにリスクが高まることを自覚し、予防につとめたいものです。

いちばんの予防策は、むろんカルシウムを十分に摂取することです。カルシウムを積極的に摂っていると、高齢になっても、骨の強度を保つことができます。カルシウムは、いろいろな食品に含まれていますが、骨粗鬆症対策として効果的なのは、牛乳と乳製品です。カルシウムをたっぷり含んでいるうえ、「吸収率」が群を抜いていいからです。イワシなどの青魚、ヒジキなどの海藻、小松菜などの緑黄色野菜も、カルシウムを多く含んではいますが、吸収率の点で牛乳や乳製品にかないません。

牛乳が苦手な人は、ヨーグルトを食べたり、スキムミルクを料理に使ったりするといいでしょう。欧米で、骨粗鬆症がわが国ほど問題になっていないのは、もともと骨格がしっかりしていることに加えて、乳製品を常食する食生活が関係しているとみられます。

一方、体内のカルシウムを減らすのは、**スナック菓子**、**インスタント食品**、**清涼飲料水**の「3点セット」です。カルシウムがこれらの食品に含まれる添加物と結合し、吸収されにくくなるのです。

また、日の光によく当たることも、この病気の予防に役立ちます。太陽光を浴びると、カルシウムの吸収・働きに関係するビタミンDが合成されやすくなるからです。

さらに、適度な運動も効果があります。骨は、ある程度の負荷をかけないと、強くはなりません。

というわけで、カルシウム、日の光、運動の「3本柱」で、骨粗鬆症は予防できます。

なお、骨粗鬆症には治療薬があるのですが、私はあまりおすすめしません。胃腸障害などの副作用があるものが多いからです。「食欲がなくなって、カルシウム不足になり、かえって骨を弱くする薬もある」という話が、医者の間ではささやかれているくらいです。

24 「便秘」は朝起き抜けの水1杯で解消できる

「便秘」は、高齢者にとって、侮ることのできない症状です。大きな病気の誘因になりやすいからです。

まず、便秘になると、トイレでいきむことになり、その際、血圧が30～40も上昇します。すると、**心臓や脳疾患を発症するリスク**がにわかに高まります。トイレで倒れる人は少なくありませんが、その原因の多くには便秘がからんでいるとみられます。

また、便秘は、慢性化すると、腸が炎症を起こします。すると、大腸ガンになる危険性が高まるのです。

加えて、腸は「第2の脳」といわれるくらいで、腸の変調はストレスの原因になり、近年では「便秘は、うつ病に関係している」とも報告されています。

その便秘には、医学的にはいろいろな定義があるのですが、ここでは、排便回数がおおむね週3回以下で、苦痛を感じている場合を「便秘」と呼ぶことにして、話をすすめます。

高齢になると、便秘に悩む人が増える第1の原因は、「腸の蠕動《ぜんどう》運動が、加齢とともに弱まる」ことです。それを防ぐため、まず留意したいのは、規則正しく食べることです。1日3回、毎日、同じような時間に食べ、食のリズムが整えば、排便のリズムも整います。

ご承知とは思いますが、食物繊維を多く含む食材を多めに摂ることでも、便秘を防げます。豆類（とくにエンドウとインゲン）、サツマイモ、ブロッコリー、ゴボウなどの野菜に加え、乾物類（切り干し大根、かんぴょう）、海藻（寒天、ひじき）などを食卓にのせるといいでしょう。

また、ヨーグルトなどの「発酵食品」を食べると、腸内に善玉菌が増え、便秘を予防できます。

さらには、水分をよく補給することです。便をやわらかくするには、こまめな水分補給が必要なのです。とりわけ、**朝、起き抜けに、コップ1杯の水を飲む**と、睡眠中に失った水分を補給できるうえ、腸の蠕動運動が活発になります。

「食」以外では、運動も重要です。高齢者の便秘の多くは、蠕動運動が弱まることによって起きるため、運動して筋力を維持すると、便秘を予防できるのです。また、体を動かすと、腸内の便が動くため、それも便秘の解消につながります。

一方、運動不足も影響して、便が腸内に長くとどまるほど、便は腸に水分をとられ、いよいよ硬くなって、より深刻な便秘につながります。

以上、さまざまな方法を紹介しましたが、その一方で、便秘には「必要以上に気にしない」ことも必要です。毎日は出ていなくても、本人が「苦しい」と感じていなければ、さほど問題はありません。トイレに入って、その日出なければ、「いつかは出るもの」くらいに考えたほうがいいでしょう。便通が悩みの種になって、暗い気分になるほうが、高齢者には、よほど大きな問題です。また、リラックスしているほうが、腸の蠕動運動は活発になるものです。

25 世界一優秀な「尿漏れパッド付きパンツ」やオムツを活用する

推定で少なくとも約400万人の高齢者が、「尿失禁」に悩んでいるとみられます。そのうち、女性が男性の2倍以上を占めると推定され、尿失禁は、とりわけ高齢女性にとって深刻な問題です。

私は、尿失禁でお悩みの人には、「尿漏れパッド付きパンツ」を使うことをおすすめします。

じつは、私自身、尿漏れパッド付きのパンツを使っています。私は、年齢的には還暦を過ぎたばかりですが、心不全の治療で利尿剤を使っているため、トイレがひじょうに近く、30分から1時間ほどしか我慢できません。

とくに、新型コロナウイルスが流行しはじめてからは、コンビニがトイレをなかなか貸してくれなくなったため、外出時は本当に困っていました。そこで、尿漏れパッド付きのパンツを穿くようになったのです。多少のわずらわしさはあるものの、**外出先でトイレを探し回るよりは、よほど快適**に過ごせています。

尿漏れパッド付きの下着について、説明しておきますと、まず男性用と女性用に分かれ、男性用は前方をカバーする扇形、女性用は生理用ナプキンのような長方形をしています。大きさや厚さは、必要とする尿の吸収量によって違うので、症状や用途に合わせて選ぶといいでしょう。たとえば、家庭内で使うときは、小さめ・薄めの少量用パッド、長時間、外出するときは、大きめ・厚めのものというように使い分けると、快適です。値段は、おおむね1枚数十円程度です。

「尿漏れパッド付きなんて、使いたくない」と思う気持ちは、十分理解できますが、このパンツや生理用品など、日本の「吸収系」の製品は世界一優秀です。物は試し、試してみない手はないと思います。

また、私は「オムツ」も、どんどん利用したほうがいいと思います。オムツをつければ、安心して外出できますし、夜も安心して眠れ、睡眠の質がよくなります。

再び、私事ですが、私自身、過敏性腸症候群でもあって、慢性的に下痢をしているので、尿漏れパッド付きパンツに続き、早晩、オムツもつけることになると思います。そのときには、世界一優秀な日本のオムツをつけ、生活の質を上げていきたいです。

26 脱水症状は、白湯《さゆ》の「ちょこちょこ飲み」で防ぎましょう

夏場、学校で、クラブ活動中に倒れる生徒がいますが、そんなとき、倒れた生徒の多くは「脱水症状」を起こしています。体内の水分が汗とともに流れだし、体の機能が急低下するのです。

人体の60%以上は水分であり、脱水症状が進むと、血液がドロドロの状態になります。すると、血液が流れにくくなり、酸素や栄養素を体の隅々に送り届けることができなくなります。そして、疲れがどっと出るとともに、**目まい、吐き気、頭痛といった症状に見舞われる**のです。

さらに、脱水症状が進むと、脳梗塞や心筋梗塞のリスクが高まります。むろん、生命に関わる重大な病気です。クラブ活動中の生徒たちも心配ですが、私には、高齢者のほうがよほど心配です。年をとると、さまざまな理由から、脱水症状を起こしやすくなるからです。

まず、高齢になると、食事の量が減るため、十分な水分を補給しにくくなります。しかも、体内に蓄えておける水分量も減ります。さらに、のどの渇きを感じにくくなるため、気がついたときには、ひどい脱水症状に陥っていたということになりやすいのです。

脱水症状というと、夏場が危険と思いがちですが、空気の乾燥している「冬」も要注意です。夏だけでなく、12月から3月の寒い時期も、意識的に水分補給を心がけましょう。

水分補給のコツは、水か白湯を「ちょこちょこ飲む」ことです。朝、起きたら水を1杯、入浴前・入浴後にも1杯、寝る前にも1杯というように、回数を多くし、少しずつ飲むといいでしょう。なお、お茶やコーヒーは利尿作用があるので、脱水対策には向きません。

また、若い人の場合、脱水症状になるのは、おおむね屋外にいるときですが、高齢者は自宅で発症することが多いので、**終日家にいるときも、水分補給を忘れない**ようにしましょう。

とくに、次のような症状に気づいたときは、要注意です。「ふだんよりも、のどが渇く」「口の中が粘つく」「食べ物がぱさつく」「尿の色がふだんよりも濃い」といったときです。

そんな日には、ポットに白湯を入れて、手の届く場所に置き、いつも以上に「ちょこちょこ飲む」ようにしてください。

27 腹筋・背筋を鍛えて、大敵「腰痛」を防ぐ

日本整形外科学会の調査によると、「腰痛持ち」の人は、約3000万人もいるといわれます。じつに、人口の4分の1にのぼる数字です。「肩こり大国」といわれるわが国ですが、「腰痛大国」でもあるのです。

腰に慢性的に負担がかかると、筋肉が硬化したり、腰椎《ようつい》や骨盤がズレたりして、腰痛が生じます。重症化すると、ベッドから起き上がれないということにもなります。軽症のうちに手を打たないと、日常生活さえままならなくなってしまうのです。

腰痛の原因は、おおむね次の3つです。「運動不足」「姿勢の悪さ」「体に合っていない椅子」です。

そのうち、「運動不足」と「姿勢の悪さ」には、相関関係があります。姿勢を正そうと思っても、運動不足で筋肉が落ちていると、いい姿勢を保つことができないからです。人は立つとき、脚の筋肉だけでなく、全身の筋肉、とりわけ腹筋と背筋を使って、体重を支えています。腹筋力や背筋力が乏しいと、いい姿勢を保てないのです。

そこで、中年までの人には、腹筋・背筋を鍛える運動をおすすめするところですが、高齢者が、下手に腹筋や背筋を鍛えようとすると、体を痛めやすいので、ここはやはり「歩く」のがいちばんです。なるべく**背筋を伸ばし、大股で歩くこと**を心がければ、脚の筋肉に加えて、腹筋や背筋も鍛えられます。

次に、「椅子」は、高さと角度を調節できるものを買うことです。デスクワーク用の椅子だけでなく、食卓用の椅子も調節可能なものを選ぶといいでしょう。その椅子に座ったとき、何をするかで姿勢は変わります。その姿勢に合わせて、高さや角度を調節できれば、腰にやさしい姿勢をとりやすくなります。

28 「ホルモン補充療法」で人にやさしくなる

体の免疫機能や代謝機能（栄養素を分解し、体に必要な物質に作りかえる機能）は、約70種類のホルモンによって制御されています。それらのホルモンは、40代から分泌量が減りはじめ、とくに、男性は男性ホルモン、女性は女性ホルモンが減少します。

その影響で、心身にさまざまな症状が現れます。動悸《どうき》、多汗、ほてり、頭痛、耳鳴り、冷え、疲労感、倦怠感、イライラ、不安感、抑うつなどで、それらの症状を総称して「更年期障害」と呼びます。更年期障害は、女性だけでなく、男性にもあるのです。

ここで、男性を例にとって話をすすめると、70代の男性の約80％は、男性ホルモン不足に陥っているとされています。男性ホルモンは、おもに精巣と副腎（腎臓の上にある内分泌器官）から分泌されますが、年齢とともに、双方の機能が衰え、ホルモンの分泌量が減るのです。

すると、体の面では、精力が衰えるほか、筋肉がつきにくくなります。精神面への影響も大きく、意欲、行動力、集中力、記憶力などが衰えます。また、対異性を含めて、人に対する興味が乏しくなり、社会性が低下します。「初老性うつ」「老人性うつ」と診断される人には、かなりの数、男性ホルモン不足の人が含まれていると私は考えています。

そこで、私は、男性も女性も、ホルモン量の減少が著しいときは、「ホルモン補充療法」をおすすめします。

ホルモン補充療法は、アンチエイジング(老化予防)に大きな効果のある療法で、男性を例にとると、筋肉量、骨量が増加し、体脂肪が減り、精神的にも元気になり、記憶力がよくなります。最近の研究では、男性ホルモンが多いと、「やさしくなる」こともわかってきました。私は、自分でもこの注射を打っていますが、**元気が出て、疲れにくい分、人にやさしくでき、対人関係がよくなるような実感**があります。

補充の方法は簡単で、男性には男性ホルモンを飲み薬や注射で、女性には女性ホルモンを錠剤や飲み薬で投与します。ただし難点は、日本では更年期障害の病名がつかないと、保険がきかないことです。他の先進国には、その効果の大きさから、保険のきく国もあるようですが、日本ではそうなっていないのが現状です。

というわけで、費用はそれなりにかかるのですが、明確なエビデンスのある療法であり、効果が当てにならない健康食品にお金をかけたりするよりは、よほど賢明なお金の使い方だと、私は考えています。

29 80歳を過ぎたら、「健康診断」を卒業してもよい

前著『80歳の壁』で、「80歳を過ぎたら、健康診断は受ける必要がない」と申し上げたところ、「先生、本当に受けなくていいのですか」という質問を、その後、よく受けました。ここで、その理由をより詳しく述べておきます。

まず、医療界で、世界的に有名な「調査」についてお話しします。フィンランドで、生活習慣病を持つ1200人を2つのグループに分け、15年間、追跡調査した結果です。

2グループのうち、第1のグループは、15年間、健康診断を受けず、医者も指示しないという「医療放置群」、もう一方は、健診を定期的に受け、医者も指示を出すという「医療介入群」です。

すると、15年間の死亡者数は、放置群46人に対して、医療介入群は、ほぼその5割増しの67人でした。健康診断や医者の指示は、無意味どころか、むしろ死者を増やすという結果が出たのです。

この調査結果は、欧米の医療界に衝撃を与え、現在、欧米には、健康診断を国家的な医療・健康政策として採用している国は見当たりません。とりわけ、**毎年、同じことを健診で調べ続けている国**は、世界に日本と韓国くらいしかないのです。

現在、わが国では、「臓器別」の健診が行われていますが、私はそれを「病人を製造するシステム」と見ています。根拠薄弱な「正常値」を設けたうえ、その数字から逸脱すると「病気」と判定します。そして「病気」と判定された人は、飲まなくていい薬を投与され、しなくてもいい手術をされ、健康寿命を縮めているのが現状というのが、私の見方です。

そもそも、高齢になると、検査数値に多少の「異常」が出るのは当たり前のことです。検査結果一覧表の上から下まで異常値が並んでいても、80代まで生きたということは、それで十分健康だったということなのです。それなのに、一臓器の数値にこだわり、その上げ下げを目標にして生活すると、かえってトータルでみた健康状態をおかしくしてしまいます。

たとえば、高血圧と判定され、減塩食を食べるようになって、検査数値が多少よくなったとしましょう。しかし、毎日、美味しいとはいえない減塩食を食べ、「食」という**楽しみを奪われると、体全体の免疫力を落とす**可能性が高まります。むろん、心理面にもネガティブに働きます。

私は、「ひとつの臓器の数値はよくなったが、トータルでは不健康になった」というケースを、嫌というほど見てきました。検査数値の正常化のみにこだわって、暗い生活を送らないように注意されたほうがいいと思います。

さらに、健診自体が、有害な一面も持っています。健診では、胸部エックス線撮影を受けますが、それは放射線を浴びることを意味します。今や、そのリスクの高さは、世界的な共通認識です。

ＷＨＯ（世界保健機関）は、60年近く前の１９６４年、すでに胸部エックス線撮影の中止勧告を出しています。しかし、日本の厚生労働省は、残念ながら、世紀を超えた現在に至るまで、胸部エックス線撮影にストップをかけていないのです。

30 いい医者かどうか判定するために、ひとつ「クレーム」をつけてみる

高齢になるほど、医者にかかる回数が増えるので、「かかりつけ医」との相性がより重要になります。

医者を選ぶ際、最も重要なことは、学歴でも肩書きでもありません。「こちらの話をよく聞いてくれるかどうか」です。患者の話をろくに聞かず、パソコン画

面をのぞきこみ、検査数値ばかり見ている医者や、自分の診断に執着して、患者の訴えに耳を傾けず、治療法を押しつけてくるような医者にかかると、寿命を縮めかねません。

たとえば、あなたが、処方された薬を飲むと、体がだるくなるので、医者に相談したとしましょう。そんなとき、ろくに取り合ってくれず、同じ薬を出し続けるようなら、そんな医者のところに通うのは、やめたほうがいいでしょう。

また、そんな訴えに対し、「少し、様子を見てみましょう」という医者もNGです。言葉はやさしくとも、自分の治療方針を押し通すという「結果」は同じだからです。そういう医者は、おそらく他の治療法を知らないのでしょう。そのため、「医者用の虎の巻」の最初のほうに書いてある治療方法に固執するしかないのです。

一方、**経験豊富な臨床医は、患者の話によく耳を傾ける**ものです。とりわけ、幸齢者は、個人差が大きいため、同じ薬を飲んでも、よく効いて副作用もない人がいる一方、あまり効かないうえ、副作用ばかりが出るという人もいます。経験豊富な医者は、そういうことを痛いほど知っているため、全身を耳にして患者の訴えを聞くのです。少なくとも、患者が「この薬、体がだるくなるんですが……」と訴えれば、並以上の医者なら、「では、別の薬を試してみましょう」となるはずです。

そこで、かかりつけ医の力量を「診断する」ため、何かひとつクレームをつけてみるといいでしょう。薬の副作用に関することでもいいですし、包帯の巻き方がきつくて痛い、といったことでもOKです。そうした訴えに対し、即座に改善しようとするのがいい医者です。

また、医者に最初にかかるときは、医者が何をどのように尋ねてくるか、患者側からも医者をよく「診察」しましょう。初診の際、医者が口にする質問は、どの診療科でもほぼ同じで、「どうしたんですか?」に始まり、「いつから」「どんなふうに」「どんなときに」「どの程度」「その他には」と続くものです。

そのような基本的な問診さえおざなりにする医者は、「ヤブ」とみて間違いありません。そんな医者に当たったら、別の医者を探したほうが賢明です。

31 電話応対、空気清浄機・加湿器の有無をチェックする

その他、「かかりつけ医」を選ぶときに、注意したい点をまとめておきます。

まずは、当たり前のことですが、「通いやすい医院」を選ぶことです。通院にかかる時間に加えて、待ち時間や駐車場の様子も判断材料にするといいでしょう。「評判がいいから」「知人にすすめられたから」といっても、通院に時間がかかる医院は避けたほうが賢明です。通うだけで、疲れてしまいます。

そして、さほど苦労をせずに通えそうな医院に目星をつけたら、足を運ぶ前に、

まずは電話を一本かけてみることです。そして、電話応対の様子を調べるのです。質問することは、「駐車場の様子」や「何時頃、すいているか」などが無難です。そんな質問に対して、応対がぞんざいな医院は、やる気がないか、人手不足で電話をとるのも大変という状態でしょう。ともに、避けたほうが賢明です。

そして、医院に着いたら、待合室に、空気清浄機や加湿器があるかどうかを確認します。それらは、院内感染を防ぐため、必需品といっていい備品です。見当たらないようなら、感覚が古く、配慮の足らない医院とみていいでしょう。むろん、**清潔で整理整頓が行き届いているか、働いている人がハツラツとしているか**なども、合わせて観察してください。

そして、診察室に入ったら、前項でも述べたように、患者側からも医者をよく「診察」しましょう。繰り返しになりますが、いちばんのポイントは、患者の話をよく聞くかどうかです。とりわけ、高齢者に対しては、前項で述べた基本的質問に加えて、多少心得のある臨床医なら、「過去の病歴」を詳しく聞くものです。そして、医者が治療方針や薬について、きちんと説明するかどうかも患者側からの「診察」のポイントになります。

そしてそれ以上に大切なのは待合室の患者さんの様子です。患者さんたちが元気であれば患者に合わせ適量の薬を出す医者、そうでなければ薬を出しすぎる医者だと考えられるからです。

以上のことは、「歯科医」を選ぶ場合も同様です。さらに、歯科医の場合は、「保険治療と自費治療」について詳しく説明をしてくれるかどうかも、重要な評価のポイントになります。

32 手術件数が多い病院を調べ、選択する

では、手術を受けるような大病を患ったとき、「病院」はどうやって選べばいい

いのでしょうか？　これは、まずはパソコンを立ち上げて、各病院のホームページ開き、「治療実績」（過去1年間の手術件数など）を調べることです。そして、あなたの患っている病気の治療経験が豊富な病院を探しましょう。これは大事なことなので、パソコンが苦手な人は、家族らに手伝ってもらって調べるといいでしょう。

近ごろは、多くの病院がホームページで、実施した「手術件数」を公表しています。もちろん、手術件数が多い病院ほど、その手術に習熟していると判断できます。

医療業界では、数多くの手術を行っている病院を「ハイボリュームセンター」と呼び、「ハイボリュームであるほど、手術成績がいい」ことを示す論文もあります。

最近では、**全国の病院の治療実績や手術件数を一覧できるサイト**もあるので、それらを使うと、手早く探すことができます。そうして、目星をつけた病院の治療実績をチェックし、できれば医者ごとの手術件数も調べます。たとえば、心臓外科では、「年間200例以上の施術」が名医と呼ばれる条件とされます。一方、治療実績が少なかったり、公表していない病院は、要注意です。手術を受けるのは、避けたほうがいいと思います。

そういった視点でみると、他病院からの紹介が多い病院は比較的信用できます。ただ高齢者の場合、**手術が好きな医者はかえって害になる**ことも多いので、そこは注意して、うまく見極めたいものです。医者の食べログのような口コミサイトができるといいのですが。

そうして、病院を選び、担当医が決まったら、外来を担当している医者が、執刀してくれるのかどうか確かめておくといいでしょう。実際に手術を行う医者が、外来も担当していれば、患者の質問に対して、より的確に答えられるからです。

第3章 脳と心にわがままを許す

33 週5日、20分歩くと、認知症発症率が40%下がる

今、この国には、約700万人の認知症患者がいて、それにMCIと呼ばれる軽度認知障害を含めると、2025年には1000万人の大台を超えるとみられています。

むろん、高齢になるほど発症率は高くなり、70〜74歳は4・1%ですが、75〜79歳は13・6%と3倍増。80〜84歳（21・8%）から、85〜89歳（41・4%）にかけては倍増し、以後も、90〜94歳（60・1%）、95歳以上（79・5%）と増え続けます。

しかし、この数字を逆にみると、90〜94歳の有病率が約60%ということは、残りの40%弱の人は、その年齢になっても「ボケていない」というわけです。この章では、そのグループを「冴え組」と呼び、ただの健康長寿ではなく、「健康

脳・長寿」を実現するための方法を紹介します。具体的にいうと、「認知症」と「加齢による脳の衰え」を防ぐ方法です。

両者は、医学的には違うもので、認知症は「病気」であり、加齢による脳の衰えは、いわば「経年変化」です。年をとると、とくに**病気をしなくても、全身の筋肉が萎《しぼ》んでいく**ように、脳も萎むのです。ただ、認知症と経年変化は高齢者になるほど実質的に同じものになります。ですから、それを防ぐ「方法」には、共通していることが多いので、この章で併せてお話しします。

まず、脳を元気にする第1の方法は、「外出する」ことです。外出すると、家の中でごろごろしているよりは、むろん「歩く」ことになります。足は、頭（脳）と最も遠い位置にありながら、「歩く」ことは、脳と密接な関係を持っているのです。

古代ギリシャの医聖・ヒポクラテスは、二千数百年前、すでに歩行と脳の関係に気づき、「歩くと頭が軽くなる」という言葉を残しています。その先哲の直観を今の医学は証明し、1週間に90分（1日十数分程度）歩く人は、週に40分未満しか歩かない人よりも、認知機能が良好に保たれることがわかっています。

また、「週5回、20分歩くと、認知症の発症率が40％下がる」という研究報告もあります。さらに、動物実験では、「ネズミに運動をさせると、アルツハイマー病の原因物質が蓄積しない」ことが報告されています。

このように、歩くことが脳の働きをよくする大きな理由は、歩くと、足の筋肉をはじめ、腹筋、背筋、腕など、全身の筋肉を使うことになるからです。筋肉中には、「筋紡錘《きんぼうすい》」（本当に紡錘形をしています）と呼ばれる知覚神経の末端があり、歩くとそれが刺激されて、脳にパルスが伝わります。筋肉は、体重の半分を占めるだけに、**筋肉からの刺激は、脳にとって大きな刺激**になります。

加えて、脳が働くには十分な血流が必要ですが、歩くと血行がよくなり、脳内の血流量（＝酸素量）が増えます。散歩中、ふといいアイデアが浮かんだり、新しい見方を思いつくのも、それが一因です。

歩くときは、ブラブラ散歩するだけでもいいのですが、元気な人は、胸を張って、腕を大きく振り、大股で歩くといいでしょう。すると、体により大きな負荷がかかり、心肺機能を鍛えられます。

心臓と肺がしっかり働いていれば、脳に十分な血液と酸素が送られ、脳はより活発に動きます。心肺機能を維持することは、脳機能を維持することに直結するのです。

34 週に2回、ルーティンを変えてみる

医者の世界では、「開業医はボケないが、大学の先生はボケやすい」といわれます。開業医は1年365日、いろいろな「変化」（その多くは小トラブル）に

対応していますが、大学の先生の仕事はルーティン化しやすいからです。

脳のなかでも、とりわけ前頭葉は、想定外の出来事に対応するための部位であるため、変化に乏しい生活を送っていると、眠りこけてしまいます。高齢になると、日々、同じようなことの繰り返しになりやすいので、**脳を元気づけるため、意識的に暮らしに変化をつける**ことをおすすめします。

目標は、週に2度（1年に100回）、何か「ふだんと違う」ことをすることです。

と、患者さんにすすめると、「先生のいうことで、それがいちばん難しい」と返されたことがありました。たしかに、高齢になると、過去にまったくしたことのないことにチャレンジするのは難しいかもしれません。ただ、私は、そんな「大きく違うことをしなさい」といっているわけではありません。「ふだんと違う」のは、ほんの小さなことでいいのです。それでも、脳には十分な刺激になります。

たとえば、高齢になると、スーパーに行ったとき、「同じもの」を買いがちです。好みの品が固定化し、食パンはこれ、アイスクリームはこれと、同じ銘柄をカゴに入れるのです。それでは、大学教授のようにルーティンワークをこなしているだけで、脳を刺激できません。

せっかく買い物に出かけたのなら、毎回、買うものを変えることをおすすめします。たとえば、菓子パンは、いつものメロンパンでなく、違うパンを選んでみる。飴玉も、いつものカンロ飴でなく、違う味を試してみる。「ご飯の供」系も、長年食べているおかか昆布でなく、しょうが昆布も買ってみる——という具合に「ふだんと違う」ことにチャレンジしてみるのです。

もちろん、それは、食品に限ったことではありません。トイレットペーパーをシングルからダブルに変えてもいいし、目薬の銘柄を変えてもいい。というように、日々、暮らしを「スモールチェンジ」していくのです。

むろん、変えれば、失敗することもあるでしょう。しかし、そうしたトライ・アンド・エラーが、脳の「惰眠《だみん》」を防ぎます。運がよければ、「この味、イケるね！」となるかもしれません。その「！」付きの発見が、脳への大きな刺激となるのです。

35 「3〜5行の日記」を手で書きませんか？

林真理子さんの小説『李王家の縁談』は、梨本宮伊都子《いつこ》妃がつけていた長大な日記を読み解くことによって生まれた傑作です。私は、皇族・華族の内面をこれほど活写した作品に、今まで出会ったことはありません。

その主人公である伊都子妃は、戦前戦後の77年間にわたって日記をつけ続け、94歳まで長生きされました。私には、その長寿の秘訣のひとつは、この「日記を書く習慣」だったと思います。

日記をつける習慣は、脳と体にいい影響をもたらします。まず、日記を書くには、その日の出来事を「思い出す」ことが必要になります。「誰と会って、どんな話をしたか」「何を食べて、どんな味がしたか」などを思い出すことは、格好の「想起トレーニング」になるのです。

というと、「年をとると、日記に書くことなんてありませんよ」という人がいるものですが、「書くことがない1日」こそ、日記を書き、脳を鍛えるチャンスです。何もなかったと思う1日から、**書くに値することを見つけることは、高度な頭の体操**になります。

実際、よく思い出すと、「何もなかった」ような1日でも、いろいろなことが起きていたはずです。終日、家でテレビを見ていた日でも、最も面白いと思った番組、印象に残った番組について、3行でも5行でも感想を書けばいいのです。

そうして、日記をつけることは、記憶力だけでなく、自律神経のコントロールにも好影響を与えます。日記を書くときは、呼吸が落ちつくので、交感神経優位の状態（緊張している状態）から副交感神経優位（リラックスしている状態）に切り換わります。それが、自律神経の安定に役立つのです。

また、日記を書くと、「感情」の状態がよくなります。「日記とは自己との対話である」というトルストイの言葉を持ち出すまでもなく、日記を書き、自分の感情などを文字にすると、自らを客観視することになります。それが感情の状態を安定させるのです。

そして、**日記は、パソコンに打ち込むのではなく、日記帳に手書きで書く**ことをおすすめします。ペンで文字を書くのは、キーボードを叩くよりも、はるかに複雑な「手作業」です。手をより複雑に動かすことが、脳を刺激するのです。

36 どうせ図書館に行くのなら、1冊は借りて帰りましょう

高齢者には、「図書館通い」を日課にしている人が大勢います。毎日、新聞を読むために出かける人も多いようです。私は、それもなかなかいい習慣だと思います。図書館まで往復すると、運動になりますし、行き帰りに日の光を浴びることになるからです。

ただ、せっかく図書館まで足を運んでいるのなら、新聞だけ読んで帰ってくるのは、いささかもったいない話です。行くたびに、1〜2冊は、本を借りてみてはどうでしょうか。

たとえば、今なら、ウクライナやロシアに関する本を借りてみる。もちろん、和田秀樹の本を借りていただいても結構です。

そうして、借りた本を1冊丸ごと読む必要はありません。ペラペラめくり、面白そうなところ、興味を感じたところをつまみ食いするように読んで、それで、

おしまいにしていいのです。

後ほど、お話しするように、「1日6分間、読書する」だけでも、心身にいい影響が生じます。興味のおもむくまま、いろいろなジャンルの本を読むことが、頭を活性化させ、認知症を遠ざけることにつながるのです。拾い読みも飛ばし読みも、立派な読書習慣です。

37 料理こそ「デュアルタスク」、脳を活性化させます

「デュアルタスク」という言葉があります。「二重課題」と訳されますが、簡単にいうと、2つのことを同時に行うこと。いわゆる「ながら作業」です。

認知症の発症・進行を防ぐには、デュアルタスクをすることが有効とされます。複数のことを同時に進めると、ひとつのことをするとき以上に、脳のさまざまな部位を複雑に働かせることが必要だからです。

身近なところでは、「料理」は典型的なデュアルタスクです。料理するときは、「包丁を使いながら、味噌汁を沸かす」「電子レンジを使いながら、炒め物をする」というように、ながら作業を続けることが必要になります。

そうした同時並行作業をするとき、脳はいつにまして複雑な情報を処理しています。それが、認知症の予防や進行の防止につながるのです。

また、料理をすると、手を細かく使うことになりますが、**手を動かすと、脳の血流量が約10%上がる**ことがわかっています。手作業は脳の活性化につながるのです。

さらに、料理をするには「計画力」や「判断力」が必要です。たとえば、「冷蔵庫に残っている食材を組み合わせ、主菜と副菜を作るにはどうすればいいか」と考えるためには、相当の「計算力」が必要です。そうした「演算」が脳を活性化させます。定年まで、厨房《ちゅうぼう》に立つことのなかった男性も、料理を老後の「仕事」、あるいは「趣味」にしてはいかがでしょうか。

なお、料理は全身運動にもなり、約10分立った状態で料理すると、700歩歩いたときと、同じカロリー量（約20キロカロリー）を消費します。1日3度、台所に立てば、2000歩ほどは歩いた計算になるのです。

38 粗食や節制が、免疫力を弱めているかもしれない

2019年、WHOが、認知症リスクを下げるためのガイドラインを発表しました。この項では、それも参考にして、「認知症」を防ぐいろいろな方法を紹介しておきましょう。

・人とよく付き合う――人とのコミュニケーションこそ、最高の脳トレです。逆にいえば、WHOのいうところの「社会的な交流の不足」は、認知症発症の大

きなリスクになります。高齢になっても、**なるべく人と会い、話す**ことです。「家族との対話」「社会との接触」が認知症を防ぎます。

・「睡眠不足」を防ぐ――睡眠中、脳の中では、脳脊髄液《のうせきずいえき》が循環して、老廃物を排出しています。そのため、睡眠時間が短く、質が悪いと、アルツハイマー型認知症の原因物質の蓄積がすすむとみられています。次章で、「よく眠る」ためのコツを紹介しますので、参考にしてください。

・朝の光を浴びる――朝日を浴びると、脳内神経伝達物質のセロトニンの分泌がすすみます。すると、うつの予防になるとともに、睡眠ホルモンであるメラトニンがたっぷりつくられます。

・よく噛んで食べる――「咬筋《こうきん》」をよく動かすと、その刺激によって、脳により多くの血液が送り込まれ、脳の働きが活発になります。さらに、モノを噛むと、歯の歯根膜が圧力を受け、その刺激が脳を元気にします。

・食べたいものを食べる――高齢になってからの「節制」や「がまん」は、命とりになりかねません。「粗食」は、ほぼイコールで、低カロリー・低栄養を意味します。節制するよりも、食べたいものを食べたほうが、脳も免疫機能も元気に働きます。

・歌う――「歌う」としぜんに腹式呼吸になり、より多くの「酸素」を取り込めます。脳にもたっぷりの酸素を送り込み、活性化できます。

・「ごく小さな旅」に出る――初めての場所に行くと、ほぼ自動的に脳は活発に動きはじめます。未知の環境では、**好奇心が高まり、観察力も注意力も働く**からです。私は「遠出をしろ」といっているわけではありません。いつも使う路線で、これまで降りたことのない駅で降りてみて、しばらく散歩するだけでも、いいのです。そうした小さな旅行の「旅先」でも、脳は活発に働きはじめるのです。

39 骨だけでなく、脳を守るためにもカルシウムを摂りましょう

高齢者の場合、カルシウムが不足すると、脳機能が低下し、記憶力が悪くなることがわかっています。そのメカニズムは、おおむね以下のとおりです。

脳の中で、情報や刺激は、神経伝達物質の放出によって、神経細胞の間を伝わっていきます。カルシウムは、その「放出スイッチ」の役割を果たしています。

そのため、カルシウムが不足すると、神経伝達物質が出にくくなってしまうのです。

加えて、脳は、カルシウムが不足していると感知すると、骨に蓄えてあるカルシウムを「溶かせ」と命令します。すると、骨密度がさらに低下することになります。

そのような困った事態を防ぐには、ふだんから食事を通して適量のカルシウムを摂っておくことです。カルシウムを最も効果的に摂取できる食品は、牛乳です。前にも述べたとおり、牛乳のカルシウムは吸収率がよく、1日に必要なカルシウム量の半分以上を取り込むことができます。牛乳を飲むと、**お腹の調子が悪くなる人は、ヨーグルトやチーズを食べるといい**でしょう。

また、わが国には「小魚を食べる」という食文化があります。小魚のカルシウムの吸収率は、牛乳ほどよくはありませんが、それでも、ご飯の供に小魚の佃煮を食べれば、脳にとって確実にプラスになります。

40 脳に効く「DHA」は、刺身で食べればいちばん効率的に摂取できる

魚に含まれる「DHA」(ドコサヘキサエン酸)に、脳の働きを高める効果があることは、よく知られています。その効果は、英国の研究者が「日本の子供の頭のよさ」に注目したことによって発見されました。

英国の脳栄養化学研究所のマイケル・クロフォード教授は、「日本の子供のIQ(知能指数)の高さ」に注目して研究を重ね、その理由を「日本の子供は、DHAが含まれている魚をたくさん食べるから」とレポートしたのです。

その報告を受けて、日本の農林水産省の食品総合研究所がマウスを使った実験を行ったところ、確かにDHAを与えると、マウスの判断力や記憶力が向上することがわかりました。

その理由は、ＤＨＡがシナプスをつくる細胞膜の材料となることです。ＤＨＡを摂ると、シナプス（神経細胞の接合部）が増え、脳の働きがよくなるのです。逆にいうと、ＤＨＡが不足すると、シナプスが劣化して、情報伝達がうまくいかなくなり、高齢者の場合は認知症の原因にもなります。

近年は、「子供の頭をよくする」ため、幼児にＤＨＡを摂らせる親が増えていますが、**ＤＨＡは幸齢者も積極的に摂取したい栄養素のひとつ**なのです。

ＤＨＡは、魚のなかでも、とりわけマグロ、ブリ、サバ、サンマ、マイワシに多く含まれています。そして、刺身で食べたほうが、ＤＨＡを効率よく摂取できます。煮たり焼いたりすると、ＤＨＡの20％が失われ、天ぷらやから揚げにすると、約半分が失われるからです。

刺身以外でおすすめなのは、サバの味噌煮です。サバのＤＨＡの含有量は、青魚の中でもトップクラスであり、そのサバと大豆食品の味噌で煮るサバの味噌煮は、高齢者にとって強い味方になります。

41 感情の老化を防ぐために1日1分、「なんで!?」と考える

脳の神経細胞は、「シナプス」と呼ばれる連結部によって結ばれています。そうして、神経細胞がつながることで、情報がやりとりされ、ものを考えたり、感じたり、体を動かすことができます。

そうしたシナプスの情報伝達機能は、ふだんから頭をよく使っている人ほど、スムーズに動きます。一方、頭をあまり使っていない人は、神経細胞の連結がうまくいかなくなり、脳の機能が衰えていきます。

というわけで、「冴え組」として生き残るには、ふだんから頭をよく使っておくことです。普通、内臓は負荷をかけすぎると、支障を来《きた》すものですが、脳は使えば使うほど元気になる希有な臓器なのです。

じつは、私たちは、日々の暮らしの中で、頭を使っているようでいて、あまり使っていません。先に、「大学の医者はボケやすい」というお話をしましたが、よく言えば「穏やかな暮らし」、悪く言えば「変化に乏しい暮らし」をしている人ほど、その傾向は強まります。さしたるトラブルも起きないので、日々、同じことをしていればいい。その結果、頭を使う必要がなくなり、思考回路がさびつきやすくなるのです。

そこで、脳の衰えを防ぐためには、毎日「なんで!?」と考える習慣をもつことをおすすめします。単なる「なぜ?」ではなく、ビックリマーク付きの「なんで!?」です。「なぜ?」は単なる疑問ですが、「なんで!?」は感情を伴う問いかけです。

たとえば、新聞やテレビで事件や不祥事の報道に接したとき、「なんで!? そんなことが起きたのか?」と、30秒でいいので考えてみましょう。人間は「感情」から老化します。そのため、このように、**感情を働かせながら、自ら問題を設定して、考える**ことが、脳の衰えを防ぐのです。

42 節約ではなく、浪費が老化を遠ざける

「お金を遣う」ことは「脳を使う」ことです。

たとえば、モノを買うときには、商品をよく観察し、他の商品と比較しながら、予算内で最善のモノを選ぶことが必要です。「買う」ことは、観察力や判断力を働かせるクリエイティブな行為なのです。それはむろん、ボケ防止につながります。

そこで、私は、とりわけ高齢男性の方々に、身のまわりのものくらいは「自分で選んで買う」ことをおすすめしています。奥さんまかせにせず、自分の衣服や靴下、下着などを自分で買うことが、脳を眠り込ませないコツなのです。

若い人でも、「やる気が起きない」「何をしていいかわからない」という抑うつ型の人をカウンセリングすると、身のまわりのものを、母親に買ってもらっている人が多いことがわかります。そういう人まかせの状況下では、「自発的に何かをしよう」という意欲が湧きにくいのも当然のことでしょう。

そして、私は、もう一歩進んで「お金をじゃんじゃん遣う」ことをおすすめします。元気に生きるためには、「節約ではなく、浪費を宗とすべし」くらいに、私は思っています。

たとえば、東京にお住まいの人なら、たまには銀座へ行って、帝国ホテルのオールドインペリアルバーあたりで飲んではいかがですか。少なくとも、ラウンジでコーヒーをゆっくり味わい、ケーキくらいは食べてみる。それで2000円ほどですが、そうして「非日常を買う」と、脳はてきめん元気になるのです。

また、資本主義社会では「お客様は神様」です。お金を遣えば、お店の人らがちやほやしてくれ、自己愛を満たすことができます。仕事を引退しても、お客としては生涯現役を貫くことが、感情面からもボケを防止するのです。

ホルモン補充療法や美容医療に、お金を遣うのもおすすめです。保険適用にならないことが多いので、それなりの金額にはなりますが、それで見かけが若返れば、脳も若返ります。

むろん、これらは、懐に多少の余裕があるという条件付きの話ではありますが、子供や孫に遺したところで、いわゆる「争続」の原因になるなど、ろくなことはありません。この世で**自分が稼いだお金は、自分で使い切る**――それが本当の意味の「子供孝行」であり、「孫孝行」でもあると、私は思うのです。

43 おしゃれをすると、行動範囲が広がり、感情も若返る

精神療法のひとつに「行動療法」があります。「行動を変えると、心の状態も

変わる」という考え方にもとづく療法です。

たとえば、うつで「歩くこともできない」という人をまずは何とか歩かせ、「自分が歩ける」ことを体感させると、その後、うつ症状(心の状態)が快方に向かうことが多いのです。

高齢者は、この療法を参考にして、「自分でできる行動療法」を暮らしに取り入れるといいと思います。その最も簡単な方法は「おしゃれ」です。

おしゃれをすると、しぜん街に出たくなり、人と会いたくなって、行動範囲が広がります。そうして、「行動」が変われば、しぜん感情が若返り、脳は活性化します。逆に、「もう、年だから。おしゃれをする必要もないから」と考えると、脳は衰えていきます。

女性なら、月に1度くらいは、和服を着てもいいでしょう。和服を着るのは、たしかに面倒です。しかし、**いつもとは違う行動をして、暮らしにメリハリをつ**

けることが、老化を防止するのです。

むろん、衣服ばかりが、おしゃれではありません。理髪店や美容院を変えてみるのもいいでしょう。ふだんは千数百円ほどで散髪している人も、たまには5000円くらい奮発して、地域でいちばん高級な理髪店に行ってみてはいかがですか。何か、「発見」があるかもしれませんよ。

44 ストレスを解消するには、まずゆっくり息を吐く

これは、高齢者に限った話ではありませんが、脳にとっての最大の敵は「ストレス」です。ストレスが限度を超えると、脳はダメージを負います。とりわけ、大きなダメージを受けるのは、「海馬《かいば》」と呼ばれる部位です。海馬は「記憶の入口」とも呼ばれる部分で、ダメージを負うと、新しいことを覚えにくくなります。

では、高齢者がストレスを解消するには、どうすればいいか？

まず、私がおすすめするのは「公園浴」です。これは「公園で森林浴をする」という意味です。「森林浴」には、確実に心を落ちつかせる効果があるのですが、歩いて行けるところに、手頃な森がないという人は多いでしょう。そこで、最寄りの「公園」を利用するのです。森林とはいかないまでも、樹々には、人の心を鎮《しず》める作用があります。そして、鳥の声も気持ちを和ませます。そして、公園の中を歩くという適度な運動が精神をリラックスさせます。それらの要素が合わさって、公園をぶらぶらすると、ストレスが消えていくのです。

また、ストレス解消には、「絵を描く」こともおすすめです。うつ病の療法のひとつに「芸術療法」と呼ばれる方法があります。絵を描いたり、粘土細工をして、気持ちを表現することで、ストレスや不安を軽減する療法です。それを参考にして、前述の「公園浴」に出かけたときなど、スケッチを1枚描いてはいかがでしょうか。

また、絵は、鑑賞するだけでも、ストレス解消になります。美術館で、しばしば実生活から離れ、「美しい！」「すばらしい！」と感情を解放させることが、ストレス解消につながるのです。寺社仏閣を訪ねて仏像を拝観したりすることにも、同様の効果があります。

最後は「深呼吸」です。血液中の酸素量が少なくなると、イライラしたり、落ちつかなくなったりします。一方、**血液中に十分な酸素が含まれていれば、ストレス耐性が高まる**のです。

そこで、「今日は妙にイライラするな」と感じたときは、まずは深呼吸してみましょう。最初に、息をゆっくり吐き、その後、ゆっくりと吸い込み、それを数回繰り返します。深呼吸のコツは「まず、息を吐く」ことです。腹の底から大きく息を吐き、その反動で、ゆっくり息を吸い込む――それを繰り返すうちに、心が落ちついてきます。

45 「愚痴」をいえる相手は、幸齢者の財産です

「愚痴」は、とかく評判が悪い。その書き方からして、「愚か」に「痴《おろ》か」を重ねるくらいで、口にしても意味のないことの代表とされます。

ただ、精神科医の目からみると、「愚痴」は捨てたものではありません。心の健康を保つうえで、愚痴には大きな効用があるのです。

私自身、「愚痴をいう」ことで、精神的に救われた経験があります。30代の初め、アメリカで精神分析を勉強していた頃、私は精神的にかなり追い詰められました。英語が下手で、留学先のディスカッションにもほとんど参加できず、人生最大級のストレスを抱えることになったのです。

その一方、アメリカでは、精神分析家になるためには、自分も精神分析を受けなくてはならず、私は週5回も精神分析家のカウンセリングを受けていました。私の担当の精神分析家は、私のつたない英語をよく聞いてくれました。私の話す

ことの大半は、愚痴に類することでしたが、その時間があったことで、私はアメリカでの留学生活になんとか耐えられたのです。

私は、この経験から「愚痴の効用」を実感しました。帰国後、精神科医として、**愚痴を含めて、患者さんの話をじっくり聴ける**ようになったのは、そのおかげだと思います。

愚痴をこぼすことには、ストレスを吐き出し、心の中を「掃除」するような効果があります。愚痴をいえる配偶者や友人・知人がいることは、幸齢者の財産です。そんな相手がいる方は、どんどん愚痴をこぼしてください。ただし、その分、相手の愚痴を聞くことも忘れずに。

第4章

できなくてもサバサバ、できることは続ける

46 ルンバに頼ってでも、掃除する習慣は続けよう

高齢者にとって、「家事」は格好の運動になります。掃除、料理、洗濯などの家事を、便利になった機器をうまく利用しながら、なるべく自分で続けていくことをおすすめします。

健やかに老いる要諦は、「我慢しない」ことに加えて、「やめない」ことです。家事を続けて残存能力を使えば、フレイルに陥るのを防げます。また、認知症の予防にもなります。家事は、体だけでなく、頭の体操にもなるからです。

ただ、残念ながら、体に残された力は年々乏しくなっていきます。それでも、私は、なんとか工夫し、最近の便利な機器の力を借りて、また**ヘルパーさんに助けられながら、部分的にでも家事を続けるといい**と思います。

まずは、最も体を使う「掃除」をどう続けるか、そこからお話ししましょう。

掃除をめぐる「基本方針」は、自分で掃除して疲れ果てては元も子もないので、加齢とともに「作業量」を減らしながら、続けることです。

まず、それまで使ってきた掃除機を「重い」と感じはじめたら、最近流行りの軽量型のスティックタイプに買い換えましょう。近ごろでは、1キログラム以下の掃除機も出ています。なお、この本の重さが約160グラムなので、新書6冊程度の重さしかありません。

それを扱うのも大変になってきたら、「ルンバ」などのお掃除ロボットの出番です。「ルンバにまかせると、運動にならない」と思う人もいるでしょうが、それでも高齢者には十分な運動になるのです。お掃除ロボットは、段差や障害物に弱いので、邪魔になる物を片づけなければなりません。また、掃除をする場所までルンバを運び、ルンバ自体をクリーニングする必要もあります。そうしたことも、高齢者にはいい運動になるのです。

というわけで、70代、まだ元気な間は、掃除機を使って掃除し、80代は転倒を防ぐためにも、お掃除ロボットとヘルパーさんにまかせるというのが、ひとつの目安になると思います。

そもそも、高齢になると、どうしても掃除が行き届かなくなりがちです。すると、ハウスダストが増え、ダニが増殖し、健康面でもマイナスが生じます。

また、ゴミが落ちていると、つまずきやすく、ころびやすくもなります。

さらに、**精神衛生上も、室内をきれいに保つのは大切**なことで、家の中が荒れると、てきめんに老いが進みます。いろいろな方法をうまく使って、室内をきれいに保ちましょう。

47 シニア向けの安全ガスコンロで料理をつくる

「料理」は、手先に加えて、頭を使う作業です。料理を続けることも、フレイルや認知症を遠ざけ、健康寿命を延ばすことにつながります。

ただ、「自分で料理をしたほうがいい」といっても、高齢になってから、1日3度、台所に立つ必要はありません。宅配弁当やスーパーのお惣菜などを利用しながら、「ときどきは料理をする」という習慣を持ち続けるといいでしょう。

高齢者が料理するとき、最も心配されるのは、火の事故です。「コンロに鍋をかけたまま、忘れてしまう」といった火の消し忘れ事故が多くなるのです。

火災を防ぐには、「ＩＨクッキングヒーター」に換えるのが、いちばんです。火を使わないＩＨなら、火事のリスクは格段に低くなります。

ただし、ＩＨに換えると、操作の方法を覚える必要があるうえ、鍋やフライパンもＩＨに対応したものに買い換える必要が出てきます。そのため、高齢者のなかには、ＩＨに換えたあと、いろいろな変化にとまどい、料理をあきらめてしまう人もいます。

そこで、私は、「シニア向けのガスコンロ」に換えるのも、選択肢のひとつだと思います。

シニア向けガスコンロは、基本的には「火の出るタイプ」ですが、消し忘れ防止機能などを備えています。たとえば、鍋がコンロに置かれていないのに、炎を感知すると、火が自動的に消えるような仕組みになっていて、火災や火傷《やけど》のリスクを減らせるのです。

どちらを選ぶかは、ショールームに足を運んで試してみて、IHを使いこなせそうならIH、それが自分には合わないようなら、シニア向けのガスコンロを選ぶといいでしょう。

48 ドラム式洗濯機で健康寿命を延ばす

さて、次は「洗濯」です。洗濯も、高齢者には、いい運動になります。とりわけ、「干す↓取り入れる」という作業は、上半身の筋肉を鍛えるのに絶好です。洗濯物を干すときに、腕を上げ下げすることで、腕と背中周りの筋肉を維持できるのです。また、**洗濯物をしゃがんでとると、スクワットと同様の効果**があります。

しかし、それも足腰が丈夫な間の話です。より高齢になると、洗濯物を干すのもままならなくなります。そうなってからは、転倒を避けるためにも、「干す必要がない洗濯機」に買い換えるといいでしょう。要するに、洗い、すすぎ、乾燥をワンタッチでやってくれる全自動タイプです。

なかでも、高齢者には、従来型よりも、「ドラム式」のほうが扱いやすいと思います。従来型は、洗濯機の上側から洗濯物を出し入れするため、筋肉が衰えると、そこまで洗濯物を持ち上げるのも大変になります。一方、ドラム式なら、洗濯物を比較的低い位置から出し入れできるので、腰などへの負担が小さくなります。

高齢になると、干したり、取り入れたりするのも大変ですが、最近は洗濯物を片手で干せるアイデアハンガーもあります。加齢に合わせ、自分に必要な機械や道具を利用しながら、自分で「洗濯」を続けることが、健康寿命を延ばすことにつながります。

49 天気の悪い日や夜は、買い物をひかえる

高齢になるほど、「買い物」も大変になります。高齢者を対象に、「家の環境に関して、重要と思うこと」についてアンケートをとると、「買い物が便利なこと」という答えがかならず上位にあがってくるのも、そのためでしょう。

それでも、私は、なるべく「自分で買い物を続ける」ことをおすすめします。買い物ほど、体と脳と心に、いい影響をもたらす行動は少ないからです。

前述したように、買い物に出かけると、「体」の運動になるうえ、「脳」のいろいろな部位を使います。また、お客として大事に扱われると、自己愛が満たされ、「心」が元気になります。買い物を続けると、**体と脳と心がそろって元気になる**のです。

ただ、加齢とともに、スーパーなどまで行くことが大変になり、買ったものを自宅まで運ぶことが難しくなります。年々、転倒のリスクも増していきます。そこで、「安全に買い物するコツ」を3つ紹介しておきましょう。

まず、「天気の悪い日は、買い物に出かけない」ことです。地面や床が濡れていると、スリップしやすく、転倒リスクが高まるからです。また、夜、暗くなってからの買い物も、高齢者にとっては危険です。夜道では、障害物などにつまずきやすくなるからです。夕刻「醤油が切れている！」と気づいても、その日は我慢、翌日明るくなってから買いに行きましょう。

第2のコツは、出かける前に「その日、買うもののリスト」をつくることです。買い忘れたものがあって再度出かけたりすると、疲れが増すうえ、注意力が落ちて事故に遭《あ》いやすくなるからです。

第3のコツは、買った物の運び方に関することです。手に提《さ》げて運ぶのが大変になってきたら、まずはリュックサックを使うことを考えましょう。背中に背負えば、同じ重さのものでも、手に提げるよりも、楽に運べます。

それも、難しくなってきたら、シルバーカー（高齢者用手押し車）を利用しましょう。私は「歩行補助具」のなかで、シルバーカーはなかなかの優れものだと思っています。歩きやすくなるうえ、荷物を運べ、疲れたらその上に座って休むこともできます。

身内の話で恐縮ですが、私の母は、高齢になってから2度ころび、2度とも大腿骨を折っていますが、それでもなんとか外出を続けています。それも、シルバーカーを使っているおかげです。

シルバーカーを選ぶコツは、「スリムで軽量タイプ」を選ぶことです。軽量・スリムタイプなら、段差でも小さな力で押し上げられるうえ、小回りがきくので、店内でもスムーズに方向転換できます。

日本人には、歩く能力が衰えても、杖やシルバーカーの使用を嫌う人が少なくありません。「そんなものに頼らず、自分の足で歩きます」というわけでしょうが、私は**便利なものは素直に受け入れるおおらかさ**こそ、「年の功」だと思います。そうして、できることが増えれば、フレイルも認知症も遠のいていくのです。

50 カバンはビニール製の軽い「安物」がいちばんです

高齢になったら、ブランド物のカバンは避けましょう。その理由は、ブランド物はおおむね「重い」からです。本革製のものが多いので、カバン自体に相当の重量があるのです。

重いカバンを手に提げたり、肩にかければ、首や肩がこるのも、当然の話。また、片手・片方の肩に重量がかかると、体のバランスがくずれ、腰や脚を痛めやすくなります。また、体の動きが鈍くなって、事故に遭うリスクも大きくなります。

年をとったら、ビニール製の軽いカバンがいちばんです。カバンを軽くするだけで、肩がこる、首が痛いといったことも少なくなるはずです。

さらに、前項でも述べたように、両手が自由になるリュックサックを活用すれば、体への負担はより小さくなり、動きやすくもなります。

なお、**ときどきはカバンの中身を点検し、不要なものを取り出す**ことをお忘れなく。荷物を軽くすれば、身も心も軽くなります。そのためにも、定期的なカバンの中身のチェックが必要です。

51 お金をかけずに、自宅を「転倒防止仕様」に改造する

高齢者の事故の77・1％は、「自宅内」で起きています。2位の道路が9％、3位の民間施設が8％ですから、家庭内の事故が圧倒的に多いのです。

なかでも目立つのは、「階段を踏みはずして転倒」「ベッドから降りるときに転倒」「カーペットに足をとられて転倒」「風呂場ですべって転倒」といった転倒事故です。「80歳の壁」をスムーズに乗り越えるためには、とにかく「家のなかで、ころぶ」のを防ぐことが肝要です。

自宅内の転倒リスクは、住まいに少し手を入れるだけで、かなり防げます。70代後半あたり、足腰がおぼつかなくなってきたら、住居を「転倒防止仕様」にするといいでしょう。

といっても、部屋の間仕切りをかえるような、大規模リフォームは必要ありません。「階段と段差の近くに、手すりを設ける」「足元にライトを設置して見やすくする」などの簡単な工事で、転倒リスクは大幅に下げられます。

そういう工事に関しては、要介護認定を受けている場合は、介護保険から補助が出ますし、自治体によっては独自の補助金制度を設けているところもあります。最寄りの窓口で、ケアマネージャーらに相談してみるといいでしょう。

また、自宅内転倒を防ぐには、「階段や動線上に物を置かない」ことも必要です。ちょっとした習慣で、転倒→大腿骨骨折→長いリハビリ→認知症発症というリスクを軽減できるのです。

52 冬場、転ばないように家中を暖める

高齢者には、とりわけころびやすい季節があります。「冬」です。

高齢者の場合、寒くなると、筋力が落ちやすくなります。コタツから出るのが億劫になって、運動不足になり、筋力が落ちて、ころぶリスクが高まるのです。また、冬場、室温が低いと、重ね着するため、動きづらくなって、その点でも、ころびやすくなります。

冬場の**転倒を防ぐには、まずは光熱費をケチらない**ことです。暖房器具を十分に利用して、部屋をよく暖めましょう。それだけで、動きやすくなります。

また、室内の温度を保つため、窓を二重窓にするのも、おすすめです。工事に多少のお金がかかっても、断熱性を高めると、光熱費を下げられるので、何年かで元をとることができます。また、省エネになることから、自治体によっては補助金が出る場合もあります。工事は、おおむね半日間程度で終わります。

実際、北海道など、断熱性の高い住宅が普及している地域では、「冬場の死亡増加率が少ない」というデータがあります。また、「窓を二重窓にして、断熱性をよくすると、血圧の低下がみられる」という報告もあります。

53 夏場、室温が27度を超えたらエアコンのスイッチオン

部屋の中の温度に関して、冬の寒さ以上に警戒したいのが、「夏の暑さ」です。近年は温暖化の影響で、夏場、自宅内で熱中症にかかる高齢者が急増しているからです。

高齢者の多くは、もともと水分が不足気味のうえ、寒暖を感じる力や、体温の調節機能が弱っています。また、「エアコンの冷気が苦手」「電気代がもったいない」という理由から、冷房機器を積極的に使わない人も少なくありません。

そうして、室内の温度が30度以上、場合によっては35度にもなって、家のなかで熱中症状態に陥り、救急車で運ばれたり、悪くすると、命を落とす人もいるのです。

とりわけ、マンションの上階、ことに最上階に住んでいる人は、注意が必要です。マンションの上階は、日当たりがいい分、夏場、よく晴れた日には、室温が急上昇するからです。そして、**気がついたときには、重度の熱中症状態に陥っている**ことがあるのです。

それでも、エアコンをなるべく使いたくないという人は、遮光カーテンや簾《すだれ》を使うなどの工夫で、なんとか室温を27度以下に保つようにしましょう。

加えて、温度計は高齢者の必需品と心得ましょう。デジタル表示の文字盤の大きめのものを買い、テレビの横など、目に入りやすいところに置いてください。そうして夏場、室内温度が27度を超えたら、不本意でも、エアコンのスイッチを入れてください。

54 朝はまずパジャマを「着替える」ことから始めましょう

高齢者がフレイルに陥るいちばんの原因は、「家のなかに閉じこもる」ことです。

家に引きこもると、運動不足から、食欲不振を招きます。低栄養状態に陥ると、運動不足と相まって、筋力が落ちていきます。そうして、フレイル状態になり、転倒→骨折→要介護となるパターンが多いのです。

そこで高齢者こそ、「お出かけ」が必要です。用事があろうとなかろうと、とにかく1日、最低1度は家の外に出ることです。

その習慣を維持するには、**朝目覚めたら、まずはパジャマからふだん着に着替える**ことをおすすめします。とりあえず、外に出かけられる服装に着替えておくのです。

すると、不思議なもので、フットワークが軽くなります。着替えたついでに、散歩に出かけたり、コンビニまでちょっと買い物に行く――それだけのことでも、1日中、家の中に閉じこもっているよりは、体と心に刺激を与えることができるのです。

55 「ちょっとそこまで」でも、化粧をして出かけませんか？

近ごろ、高齢者の精神医療で注目されている手法に、「メイクセラピー」（化粧療法）があります。たとえば、介護施設などで、認知症の高齢女性に2週間に1度程度、化粧を施すようにしたところ、「認知症の進行がゆるやかになった」といった報告が相次いでいるのです。

女性なら誰もがご承知でしょうが、化粧をすると、気持ちに張りが生まれるうえ、キレイになった自分を鏡で見ると、幸せな気分にもなります。すると、うつな気分が消え、認知症の進行もおさえられるのです。また、気持ちが若返ると、ホルモンバランスがよくなり、内臓の状態もよくなります。

さらに、自分でメイクをすることは、脳と体のトレーニングにもなります。ドラッグストアなどに出かけ、適当な化粧品を探すことが脳への刺激になり、化粧品を手で使うことが、握力などの維持につながります。

自分で化粧し続けることは、フレイルと認知症の予防になるというわけです。

56 眠れなくなると物忘れも多くなる

この項からは、「睡眠」についてお話ししていきます。詳しくお話しするのは、高齢者の健康にとって、「睡眠」が「食」と並ぶ重要テーマであり、また関心の高い問題でもあるからです。実際、私たち老年精神科医が最も頻繁に耳にする悩みは、「先生、最近、よく眠れなくて……」なのです。

その悩みの解決策を紹介する前に、まずは「睡眠は、人体にとってどのような役割を果たしているか」「高齢者は、なぜ眠れなくなるのか」といったところから、お話を始めましょう。

高齢者に限らず、人が眠りを必要とするのは、体をメンテナンスするためです。眠りにつくと、呼吸数と心拍数が減り、体温が少し下がります。そうして、**内臓を休め、余ったエネルギーで、免疫などをつくり、病気に対抗する**のです。

風邪をひいたり、熱が出たとき、眠くなるのも、侵入してきた細菌やウイルスと、体が戦っている証拠です。白血球が細菌やウイルスを退治すると、ムラミルペプチドという物質が生じます。その物質の影響で、眠気が発生するのです。

ところが、高齢になると、誰しも「睡眠習慣」が変わります。加齢による脳内の変化で、いわば体内時計の進み方が変わり、若い頃に比べると、早寝早起きになります。また、深い眠りであるノンレム睡眠が減って、熟睡できなくなります。

そうして、「よく眠れない」と感じる人が増えるのです。

高齢者の「よく眠れない」症状は、大きく3つに分けられます。第1は、寝床に入ってから寝つくまでに時間がかかる「入眠困難」。2つめは、夜中に目が覚める「中途覚醒」。3つめは、朝方に目が覚め、その後眠れなくなる「早朝覚醒」です。

いずれのタイプでも、睡眠不足になると、認知症の発症リスクが高まります。65歳以上の約1000人を対象にした調査によると、「十分に眠れない」と回答した人は、5年後に認知症を発症するリスクが高くなると報告されています。

また、認知症を発症しなくても、睡眠不足になると、物忘れが増える傾向があります。睡眠と記憶には深い関係があるからです。

日中、脳に入力された記憶は、寝ている間に、脳内で「重要な記憶」と「さほど重要ではない記憶」に振り分けられます。そして、重要とされた記憶は、短期記憶から長期記憶に変わります。ところが、睡眠時間が短くなると、長期記憶に定着させるための時間が足りなくなって、長期記憶化が円滑に進まなくなり、物忘れが増えるのです。

むろん、睡眠不足は、脳だけでなく、体にも悪影響を与えます。まず、睡眠不足になると、ガンを発症しやすくなるとみられます。たとえば、40〜79歳の女性、2万4000人を7年間、追跡調査したところ、睡眠時間が6時間未満になると、7時間以上寝ている人と比べて、乳ガンリスクが1・6倍になったと報告されています。その理由は、睡眠が不足すると、免疫力が落ちることに関係しているとみていいでしょう。また、**睡眠不足になると、糖尿病と高血圧のリスクが約2倍になる**というレポートもあります。これは、インシュリンの働きが弱まり、血糖値が上がるためとみられます。

そして、糖尿病や高血圧になると、ますます眠れなくなるという悪循環を招きます。糖尿病になると、夜間頻尿になるうえ、口が乾いたり、足に痛みやしびれが生じるため、不眠を訴える人が増えるのです。一方、高血圧になると、交感神経が優位になって、入眠しにくい状態になります。

57 「平均睡眠8時間」には、こだわらなくてもよい

前項で述べたように、「睡眠不足」は、いろいろな弊害をもたらすのですが、では、よりよく眠るためには、どうすればいいか？——逆説的ですが、私は、よく眠るためには、「睡眠時間をあまり気にしない」ことが必要だと思っています。

とりわけ、「8時間睡眠」といった平均的な睡眠時間は、気にしないことです。必要とする睡眠時間は、個人差がひじょうに大きいからです。

この世の中には、**ナポレオンのように3時間睡眠でも平気というショートスリーパー**もいれば、アインシュタインのように10時間は眠るというロングスリーパーもいます。「8時間の睡眠が必要」といった単純な話では、睡眠は語れないの

です。

だいたいのところ、睡眠時間が5〜8時間くらいの間で、日中、強い眠気が起きたり、ひどい疲労感を覚えないようなら、問題はありません。むしろ、6時間睡眠ですっきり起きている人が、無理に8時間も眠ろうとすると、かえってストレスをためることになってしまいます。

ここで、参考までに、世界の「有名人」たちの睡眠時間を紹介してみましょう。伝わるところによると、マイクロソフトの創業者ビル・ゲイツは7時間睡眠、アマゾンの創業者ジェフ・ベゾスも7時間睡眠、テスラのイーロン・マスクは6時間睡眠なので、世界のＩＴ産業の覇者たちは、激務のわりに、まあまあよく眠っているようです。

一方、トランプ元大統領の睡眠時間は4時間と伝えられています。また、明石家さんま氏は、さらに短い3時間睡眠で、芸能界には「さんま師匠が寝ているのを見たことがない」という話があるくらいですから、お笑い怪獣は典型的なショートスリーパーなのでしょう。

私の場合は、夜、5〜6時間ほど眠り、午後、1時間ほど昼寝をするのが、最も体に合っているようです。今は、心不全の治療で利尿剤を飲んでいるため、夜中、2〜3時間に1度は尿意で目が覚めるのですが、それでも今のところは二度寝できるので、さほど気にしていません。

というわけで、「睡眠時間」に関しては、神経質にならないことです。たとえ、5時間しか寝ていなくても、「今日は、朝から気分がいいな」という日があるのが、人間です。平均データではなく、自分の感覚を大切にして、自らの体内時計を信じましょう。

58 快眠するには、「夕食」よりも「朝食」をしっかり摂る

睡眠と食事には、密接な関係があります。とりわけ、「何を食べるか」以上に、「いつ食べるか」が重要になります。食事が1日のリズムをつくるため、よく眠るためには、食事を規則正しく摂ることが必要なのです。

とりわけ、その日の最初の食事である「朝食」は、体のリズムをつくるのにひじょうに重要です。

「朝食」には、咀嚼することで脳を刺激し、体を目覚めさせる効果があります。そして、朝からしっかり栄養を摂り、元気に活動することで、夜ぐっすりと眠れるという、いいサイクルが生まれるのです。

一方、朝食を食べないと、不眠症の原因になります。朝食を抜くと、その分、夕食の比重が高まり、睡眠に悪い影響を与えるのです。

だから、**食欲がない朝も、とりあえずバナナを1本くらいはお腹に入れる**など、少しは食べるようにしましょう。

栄養学的には、朝食・昼食・夕食のウエイトが、3対3対4になるのが理想的とされますが、私は、高齢者は、夕食の比重をもう少し落とし、朝、昼、晩、3分の1ずつ食べるくらいで、ちょうどいいと思います。おおむね、そうした割合で、決まった時間に食べれば、睡眠のリズムが整いやすくなります。

59 牛乳は「朝」ではなく、「夜」に飲むもの

では、どんなものを食べれば、よく眠れるようになるのでしょうか？　正解は、タンパク質をたっぷり含む食品です。タンパク質が睡眠を誘う物質の材料になるからです。

まず睡眠は、メラトニンというホルモンによって促されます。脳の松果体という部位から、メラトニンが分泌されると、人は心地よく眠ることができるのです。

そのメラトニンの分泌は、セロトニンという神経伝達物質によって促され、そ

のセロトニンの材料となるのが、トリプトファンという必須アミノ酸です。必須アミノ酸は、タンパク質の構成要素ですから、タンパク質を意識して摂取すると、トリプトファンが不足なく合成され、不眠になりにくいというわけです。

タンパク質をたっぷり含む食材は、肉類（とりわけ赤身肉）、牛乳、乳製品、豆腐、納豆、アーモンドなどです。

とりわけ、「睡眠食」としておすすめなのは牛乳です。欧米には、子供を寝かしつける前、ホットミルクを与える家庭がありますが、それは医学・栄養学の目からみても正しい方法です。

牛乳は、トリプトファンをたっぷり含んでいるうえ、温めて飲むと体温が上がることもあって、心地よい眠りに誘われるのです。さらに牛乳は、**神経を休める効果を持つカルシウム**をたっぷり含んでいます。これも、入眠効果を高めます。

とかく、牛乳というと「朝、飲むもの」のように思われがちですが、よく眠るためには、むしろ「夜」に飲んだほうがいい飲み物なのです。

乳製品のチーズも、夜食べると、カルシウムをたっぷり含んでいることもあって、睡眠の助けになります。

ただし、チーズは、製法の違いから、種類によって、カルシウムの含有量がかなり異なります。日本食品標準成分表によると、ポピュラーな種類のチーズのなかでは、最も多くカルシウムを含むのはパルメザンチーズで、100グラム当たり、1300ミリグラムものカルシウムを含んでいます。

以下、プロセスチーズの630ミリグラム、ブルーチーズの590ミリグラム、カマンベールの460ミリグラムと続きます。

一方、少ないほうは、カッテージ（55ミリグラム）、クリームチーズ（70ミリグラム）、マスカルポーネ（150ミリグラム）など。これらのチーズはワインには合っても、睡眠を誘う役目にはあまり向いていません。

60 寝酒はかえって睡眠の質を落とす

私は「あれはダメ、これをしてはダメ」と、あまりいわないタイプの医者なのですが、「寝酒」だけはおすすめできません。酒の力を借りて眠ると、**アルコール依存症になるリスクが高まるうえ、かえって睡眠の質が落ちる**からです。

アルコールを飲んで床に就《つ》くと、たしかに寝つきはよくなります。しかし、その一方で、眠りが浅くなって、中途覚醒することが増え、結果的に睡眠の質が悪化しがちなのです。

そのことには、アルコールを飲むと、睡眠物質のメラトニンを生み出すのに必要なビタミンB_6やマグネシウムを消費してしまうことが関係しています。

とりわけ、アルコールを大量に飲んだときは、レム睡眠とノンレム睡眠のバランスがくずれ、ますます中途覚醒しやすくなります。大酒を飲んだ翌朝、「妙に目が早く覚めて困った」という経験をお持ちの人は多いはずです。

また、高齢になると、アルコールを代謝する肝臓などの能力が落ちるため、体内にアルコールが長く残りやすくなります。そのため、若い頃よりも少量の酒で、アルコール依存症になりやすいのです。それを避けるためにも、寝酒の習慣はやめることです。

61 少し難しい本を読むと眠くなる

快眠するには、他にもいろいろなコツがあります。ここで、まとめて紹介しておきましょう。

まず、日中、なるべく「日の光を浴びる」ことです。太陽光を浴びると、睡眠物質のメラトニンの分泌量が増えるからです。

むろん、日中、適度に運動すると、夜、よく眠れます。たとえば、散歩、ストレッチ、ヨガなどの運動をすると、血行状態がよくなって、筋肉の緊張がとれ、気持ちがリラックスします。すると、副交感神経が優位になって、眠りにつきやすくなるのです。

寝る前に、すこし本を読むのもいいでしょう。本を6分間読むと、心拍数が低下し、筋肉の緊張が緩和し、副交感神経が優位になるというレポートもあります。

その際、「少し難しい本」を読むと、よく眠れるという研究もあります。難しい本を読むと、その「苦痛」を取り除くため、βエンドルフィンという鎮静物質が分泌され、その効果によって眠りやすくなるというのです。

ただし、読むのは「紙の本」に限ります。寝る前に、**スマホで小説や記事を読むのはNG**です。スマホが発するブルーライトが眠りを遠ざけるからです。

ブルーライトは、目の奥まで届く、強いエネルギーをもった光です。夜、ブルーライトを見ていると、脳は、その光の明るさから昼間と判断してしまい、体内時計が変調をきたすのです。その結果、メラトニンの分泌が抑えられ、眠れなくなるとみられています。

62 自分に合った長さの昼寝でスッキリ目覚める

前述したように、ナポレオンは3時間睡眠で有名ですが、じつは「昼寝」の習慣があったようです。また、英国首相をつとめたチャーチルも、国会議事堂にベッドを用意するほどの昼寝派でした。アメリカ元大統領のジョン・F・ケネディも、ランチ後に昼寝をとるのが日課で、起こした人をクビにしたという伝説も伝わっています。

「昼寝」は、常識的には「15〜20分以内」がよいとされます。それくらい短いほうが、「体温が下がりきらないため、スッキリ目覚められる」、また「夜の睡眠に影響を与えない」というのが、その理由です。

確かに一理はあるのですが、睡眠をめぐっては個人差が大きいので、私はそういった「常識」を鵜呑《うの》みにする前に、自分に合った昼寝を自分の体を使った「人体実験」で確かめてみるといいと思います。

その方法は簡単です。20分昼寝してみたり、40分、あるいは1時間眠ったりして、自分に合った昼寝のとり方を探してみるのです。

私自身、「常識」に反して、毎日1時間は昼寝しています。午前中の仕事を終え、**昼食のあと、午後1時頃からベッドに入って、1時間眠る**のを長年の日課としてきました。

それは、職業的な必要に迫られてのことでした。昼食後、カウンセリングで患者さんの話を聞いていると、正直に申し上げて、眠気を催すことがあったのです。それを防ぐため、午後の診察前に、しっかり昼寝をとるようになったのです。若い頃、外で働きベッドに入れなかったときには、カラオケボックスでよく昼寝したものです。

私は、そうした昼寝のとり方を、試行錯誤するうちに見つけたのですが、みなさんも、いろいろ「試してみる」といいと思います。今日は20分、明日は40分というように試してみて、体に最も合う方法、最も疲れを感じない方法をお探しください。

63 高齢者が42度以上のお湯に入ると、死の危険もある

入浴は、高齢者にとって、諸刃の剣《つるぎ》のようなところがあります。うまく入れば、健康寿命を延ばせますが、下手をすると命取りにもなります。

浴室は、高齢者にとって自宅内で「最危険地帯」といえます。交通事故死者の6倍以上の年間約1万9000人もの人が、入浴中に亡くなっていて、その約90％は65歳以上なのです。

有名人にも、入浴中に亡くなった人は少なくなく、野球監督の野村克也さんは、自宅の浴槽で意識を失っているところを発見され、その後、病院で死亡が確認されました。俳優の平幹二郎さんや白川由美さんも、自宅の浴室で倒れているところを発見され、その後、死亡が確認されました。

そうした**高齢者の浴室死の大半は、脳卒中と心臓発作**が占めています。入浴中に血圧が急上昇したり、急に低下したりするので、それらの疾患を招くのです。とりわけ、熱い湯にいきなりつかると、血圧が30も40も急上昇し、循環器系のバランスが急激に崩れ、大事に至るリスクが高まります。

そこで、高齢者が入浴するには、いくつかの心得が必要になります。

まずは「ぬるめのお湯」に「短時間」入ることです。湯温は38〜40度くらいで、入浴時間は10分間程度。その程度であれば、脳血管系、循環器系に大きな負担はかかりません。

そもそも、ストレスを解消するためにも、ぬるめの湯のほうが効果的です。ぬるめの湯は、副交感神経の働きを高め、心身をリラックスさせ、気持ちを落ちつかせてくれるのです。

ただし、ぬるめの湯でも、入浴前の「かけ湯」をお忘れなく。湯温が多少低くても、いきなり全身を浸すと、全身の血管が急速に膨張し、血圧が下がって脳貧血を起こす危険性が高まるからです。

そこで、かけ湯が必要になります。かけ湯のコツは、**心臓と遠いところから、少しずつかけていく**こと。足先からかけはじめ、股下や腕にかけ、体がお湯の温度に慣れたところで、肩からかけます。そうすると、末端の血管から徐々に拡大するため、心臓にかかる負担が少なくなります。

とりわけ、入浴が危険になるのは、湯温が「42度」を超えた場合です。42度以上の湯につかると、血圧が急上昇し、脈が速まり、心臓と脳に大きな負担がかかるのです。

また、熱い風呂ほど、「湯冷め」しやすいことを知っておきましょう。熱い湯につかったほうが体が温まり、湯冷めしにくいように思えますが、実際には逆のことが起きます。

その理由は、2つあります。ひとつには、熱い湯にはゆっくりつかっていられないことです。そのため、体表面は熱くなっても、体の芯まで温まらないうちに、風呂から上がることになるからです。

もうひとつ理由は、熱い湯に入ると、大量に汗をかくことです。すると、風呂から出たあと、汗が一気に蒸発し、その気化熱によって、体温が奪われ、湯冷めするというわけです。

64 食前と食後の入浴は避けましょう

前項では、まず入浴の危険性について、お話ししましたが、むろん入浴には健康にいい面もあります。その健康効果は、大きく4つに分けられます。

第1は、「温熱効果」によって、血管が拡張し、血流がよくなることです。すると、新陳代謝が活発になり、免疫力が上がります。

次いで「水圧効果」です。血管に水圧がかかることで、やはり血の流れがよくなります。

第3は、「浮力の効果」によって、心身が体重から解放され、リラックスできることです。

そして最後は、むろん「清潔になる効果」です。汗や垢などの老廃物を洗い流すことで、雑菌の繁殖を防ぎ、感染症を予防できます。

そうしたメリットのある入浴ですが、「食前・食後30分以内」の入浴は、避けたほうが賢明です。なぜ、NGなのか、「食前」と「食後」に分けて、お話ししましょう。

まず、「食前湯」を避けるべき理由は、「空腹」だからです。入浴すると、多くのエネルギーを使うため、お腹が減っているときに入浴すると、変調を来たしやすくなるのです。温泉旅館に行くと、通された部屋の卓上に、茶色い温泉まんじゅうなど、甘いものが用意されているものですが、それも「まずは、少し食べて、空腹時の入浴をお避けください」という旅館側の配慮なのです。

一方、「食後湯」を避けたほうがいいのは、消化の妨げになるからです。入浴すると、血液が体の表面に集まり、消化器系に回る血液が減って、その働きが鈍くなります。すると、**消化・吸収がスムーズに進まなくなり、胃もたれしやすくなる**のです。

また、入浴すると、水圧の影響で、腹囲が2センチ以上も小さくなり、胃腸が圧迫されます。むろん、それも消化活動にいいわけはありません。温泉施設へ行くと、「食後すぐの入浴は控えましょう」と注意書きされているのは、そうした理由からです。

むろん、酒を飲み、酔いが回っている間の入浴は、絶対NGです。血圧の変動がより激しくなり、心筋梗塞、脳出血を誘発するリスクが高まります。

また、アルコール分解には水分を必要とするため、そんなときに入浴して汗をかくと、脱水状態になる危険も大きくなるのです。

65 シャワーでお湯を張ると、ヒートショックの予防になる

入浴するとき、「温度差」によって生じる疾患を「ヒートショック」と総称します。とりわけ冬場、浴室と他の部屋の間の温度差が大きいほど、ヒートショックを起こしやすくなります。

そのため、入浴前には、浴室を暖めておきたいものです。脱衣場や浴室に**暖房器具を用意し、浴室とリビングなどの温度差を小さくしてから、入る**といいでしょう。

また、浴室の窓を二重にし、断熱性を高めて、温度を保つという方法もあります。

さらに、浴槽にお湯を張る際、カランではなく、シャワーを使って入れるという方法もあります。シャワーを使うと、お湯が比較的長い時間、空気に触れて、湯気が生じるため、浴室全体の温度を上げることができるのです。

66 午後2時から4時が、入浴に最も適している

最後に「こんなときは、入浴を避けたほうがいい」という場面を4つ紹介しておきましょう。

・「今日は疲れているな」と感じるとき――入浴は、体の疲れをとりますが、その一方で、体を疲れさせます。30分間入浴すると、1キロのジョギングと、ほぼ同程度のエネルギーを消費するのです。「今日は、なんだか疲れているな」と感じる日は、**入浴せず、そのまま寝てしまったほうがいい**のです。

・散歩などの「運動後」――運動して汗をかいたときは、洗い流したいものですが、そんなときは浴槽につかるのではなく、シャワーですませましょう。運動後は、血液が筋肉や皮膚の表面に集まっています。そんなときに浴槽につかると、さらに皮膚などに血液が集まり、脳に血液が届かなくなって、貧血を起こしやすくなります。

・朝風呂――朝から湯船につかると、体力を消耗し、かえって疲労感を増します。寝汗をかいたときは、シャワーで洗い流すといいでしょう。

なお、入浴に最も適した時間帯は、午後2～4時頃。この時間帯は、体温や血圧の維持機能が活発に働いているためで、多くの介護施設でも、この時間帯を入居者の入浴時間に設定しています。

・家族が留守のとき――家族と一緒に暮らしている人は、なるべく家族がいるときに入浴しましょう。浴室内で失神するケースもあるので、家族に一声かけてから、入浴すると安心です。

第5章

遊ぶ、外出する、笑う

67 「家族と同居」よりも「一人暮らし」のほうが長生きできる

一般に、「一人暮らし」の人のほうが、「家族と同居」している人よりも、健康です。認知症になるリスクも低めです。

その理由は、体をよく動かすからです。一人暮らしだと、**自分で買い物し、ご飯を用意**し、掃除・洗濯も自分でしなければなりません。また、家にいても話し相手がいないので、外に出かける機会が増えます。それも、体を動かすことにつながります。要するに、一人暮らしのほうが長生きなのは、「体をよく動かす」からなのです。

ここで、体を動かすことの高齢者にとってのメリットをまとめておきましょう。

1 「免疫力を高める」効果――体を動かして筋肉を使うと、体温が上がり、血流がよくなります。すると、その血流に乗って、免疫細胞の働きがよくなります。

2 「認知症を予防する」効果――体を動かさないと、じょじょに筋肉が衰え、歩くスピードが遅くなったり、歩幅が狭くなったりします。それらのことは、認知機能の低下と密接な関係があると報告されています。

3 「骨粗鬆症を予防する」効果――骨を丈夫にするには、骨に多少の負荷をかけて、刺激を与えることが必要です。「体を動かす」ことは、その最も効果的な手段です。

4 「転倒を予防する」効果――さらに、体を動かしていると、筋肉を維持でき、「転倒」を予防できます。

5 「睡眠の質を向上させる」効果――昼間、よく動いていると、夜、よく眠れます。すると、疲れがとれ、またさまざまな「生活習慣病の予防」につながります。

68 高齢になっても「心肺機能」は、さほど衰えない。問題は筋肉です

年をとっても、運動不足になっても、「心肺機能」は、さほど落ちません。

まず、心臓をめぐっては、「心予備力」という概念があります。いざというとき、安静時の何倍まで心臓を動かせるか、という能力のことです。これが、25歳のときには、安静時の4・6倍あるのですが、70歳では3・3倍に下がります。

というように、若い頃に比べると下がりはするものの、安静時の3倍以上も働かせることができるので、問題はありません。

肺活量も、さほど落ちません。70歳になると、25歳時点よりも、平均で17％減少しますが、肺活量は安静時に必要な呼吸量の6～8倍もあるので、17％程度減少しても、問題はないのです。走ることもできれば、運動する能力も残っていま

す。

このように、年をとっても、「心肺機能」は思うほどには衰えないのです。

一方、**心肺機能に比べて、大きく衰えるのが、筋肉**です。70歳になると、25歳時と比べて、全身の筋肉量が平均30%も減少します。

筋肉が落ちると、さまざまな問題が生じます。筋肉は、人間の体のなかで最大の「発熱機関」なので、体温（平熱）が下がります。すると、免疫細胞の活動が弱まり、ガンにもなりやすくなるのです。

むろん、筋力が落ちると、「サルコペニア」になりやすくなります。「サルコペニア」は、加齢によって、筋肉量が落ち、身体能力が下がった状態のこと。ギリシャ語で筋肉を意味する「サルコ」と、喪失を意味する「ペニア」を組み合わせた造語で、老年医学界で使われている用語です。

サルコペニア状態に陥ると、立ち上がりや歩行といった日常的な動作が難しくなります。そして、ますます歩かなくなると、筋力がさらに落ち、足が上がらなくなって、歩行時に転倒しやすくなります。

というわけで、端的にいうと、高齢者にとっての運動は、「心肺機能を高める」よりも、「筋肉を維持する」ために必要なものなのです。

69 70代はいろいろな道、80代は決まった道を歩く

最近、『直立二足歩行の人類史』（ジェレミー・デシルヴァ著）という本を読みました。そのタイトルよりも、「人間を生き残らせた出来の悪い足」というサブタイトルに惹《ひ》かれて読みはじめたのです。

本当に、ヒトの足は出来が悪い。生物の進化から逸脱するかのように、「二足歩行」を始めたので、私たちの足は、大きな頭や上半身を支えるのに、まったく向いていないのです。

その証拠に、他の四足歩行の動物は、ころんでケガをしたりしません。ところが、ヒトは、下半身の筋力が落ちると、たちまち転倒しやすくなり、しかも大きなケガを負います。だからこそ、意識して筋肉の維持に務めないと、「出来の悪い足」を使いこなせなくなってしまうのです。

では、高齢になってから、どうすれば筋力を落とさずにすむか?——それは、やはり「歩く」ことに尽きます。歩き続けるために、歩くのです。歩くと、足腰の筋肉だけでなく、背筋や腹筋も鍛えられます。歩くことは、**最も手軽な全身筋トレ**なのです。

しかも、歩くと、血流がよくなり、心肺機能や代謝機能が高まります。体全体の若さを維持する効果もあるのです。

ここで、高齢者がトレーニングとして「歩く」ときの心得をいくつか紹介しておきます。

1　「歩くスピード」にこだわらない

若い人向けのウォーキングの本には、「時速6キロ以上で歩く」などと書いてあるものですが、高齢者は速度にはこだわらないことです。年をとると、筋肉がすぐに疲労して、乳酸がたまってしまいます。自分の体力、体調に合わせて、マイペースで歩くことが大切です。

なお、老年医学で、フレイルやサルコペニアと判定する基準は、おおむね「歩行速度が秒速1メートル未満（時速3・6キロ未満）」です。ただ、それ以下のスピードでも、歩かないよりは、よほどマシです。

2　歩きだす前に、最低限、この「2か所」はストレッチする

歩く前に、筋肉をよくほぐしましょう。全身のストレッチをするのが望ましいのですが、少なくとも、**ふくらはぎと太股の裏だけは、しっかりストレッチ**しま

しょう。この2か所は、高齢者が歩き続けるための生命線。痛めると、あとが厄介です。

3　70代までは「いろいろな道」、80代は「決まった道」を歩く

歩くルートは、おおむね70代までは、「いろいろな道」を歩くといいでしょう。歩くと、車や自転車に乗っているときには、気づかないことにも目が向きます。そうした発見が脳を刺激してくれます。

一方、八十路に差しかかったら、毎日同じ道、少なくとも歩き慣れた道を歩いたほうがいいでしょう。知らない道を歩くと、転倒したり、迷子になるリスクが高まるからです。

4　雨の日は「家の中」で歩く

幸齢者が雨の日、「危険」をおかしてまで、滑りやすい路上を歩く必要はありません。家の中で「歩くふり」をするだけでも、けっこうな運動量になります。

その方法は簡単で、足を前後に開いて、腕を「イチ、ニ、イチ、ニ」と前後に振るだけでOKです。それだけで、体がポカポカ温まり、また肩甲骨の周辺がほぐれて肩こりが楽になるはずです。

70 いい「靴」を買うことは、いい「足」を買うことです

高齢者にとって、「歩きやすい靴」を履くことは、若い頃以上に重要です。いい「靴」を探すことは、いい「足」を探すことといってもいいでしょう。そこで、「いい靴=歩きやすく、かつ安全な靴」を買うコツをいくつか紹介しておきます。

まずは、「爪先がいくぶん上がっている靴」をおすすめします。つまずきにくくなるうえ、歩きだしも楽だからです。

とりわけ、足が上がりにくくなっている人は、室内履きも、爪先が上がっている「ケアシューズ」を使うといいでしょう。室内履き用のスリッパは脱げやすく、

またつまずきやいので、高齢になると、けっこう危険なのです。

とくに、足腰が弱っている人は、室内履きも、スリッパタイプではなく、「かかとのある靴」を履いたほうが歩きやすいはずです。

また、**外履きも室内履きも、開口部分が大きく、足を入れやすいものを選ぶと**いいでしょう。ファスナー付きで、簡単に脱ぎ履きできる靴もおすすめです。

そして、とにかく「滑りにくい靴」を選びましょう。70歳を超えたら、たとえ孫の結婚式でも、底がつるつるの革靴を履かないことです。

71 スポーツジムに通うメリットは「水の中を歩ける」ことです

吉永小百合さん主演の『北の桜守《さくらもり》』という映画があります。その作品は「認知症」をテーマのひとつとしていることから、私が「医療監修」を務めました。

そのご縁で、吉永さんとお話しする機会を得たのですが、やはり超絶、若々しい方でした。吉永さんは1945年生まれなので、今は70代後半、「80歳の壁」を目の前にしているのですが、少なくとも数千人の高齢女性を診てきた私から見ても、最も若々しい70代女性の1人でした。

吉永さんは、若い頃から、スポーツジムに通い、おもにプールで泳いできたと聞いています。バタフライもマスターされたそうです。私は、吉永さんが「水の中」に長くいたことも、若々しさの秘訣ではないかと思うのです。

今、スポーツジムの利用者データをみると、最もよく利用している層は60代、次に70代が続きます。スポーツジムは、今や高齢者向けの施設といってもいいのです。

今からジムに通われる人は、吉永さんのように、プールのあるジムを選ぶといいでしょう。今は、プールのないジムに通われている人も、可能であればプール付きの施設に移ることをおすすめします。

という と、「生来の金づちで……」とおっしゃる方もいるでしょう。しかし、私がプールのあるジムをおすすめするのは、「泳ぐ」ためではありません。水の中を「歩く」ためです。

「水中ウォーキング」は、地上を歩く以上に、すばらしい運動です。まず、水中では、浮力が働くため、自らの体重による負荷が体にかかりません。膝や腰を痛めることなく、安全に運動できるのです。高齢者には、**ランニングマシンの上を歩くよりも、水中ウォーキングのほうが、はるかにおすすめ**です。

加えて、水の中にいると、水の冷たさが刺激となって、体は体温を維持しようとします。すると、体温調節機能の衰えを防げるうえ、新陳代謝がよくなります。

さらに、水中にいると、それだけでリラックスできるという効果もあります。

今は、いろいろなジムが、無料の体験チケットを配っています。何事も「物は試し」です。「お試し券」を利用して、まずは水を切って「歩く」快さを味わってください。

72 「1年に数回楽しむ」だけの趣味を、いくつも持ちませんか？

高齢者をカウンセリングしていると、「趣味がなくて……」と嘆く人が多いのですが、話をよくよく聞いてみると、そういう人こそ、意外に「多趣味」であることが多いのです。たしかに、ひとつの趣味に打ち込んでいるわけではないのですが、年に数回程度ずつ、いろいろな遊びを楽しんでいるのです。

たとえば、患者のKさんは、年に2～3度は野球観戦に出かけ、ときどき競馬場にも足を運びます。そして、近くの低山に登ることもあれば、奥さんの付き合いで年に1度は歌舞伎見物に出かけます。そして、自宅では、YouTubeで落語を楽しんでいる――というように、すべてを合わせると、けっこうな時間を「趣味」に費やしているのです。

たしかに、Kさんには、胸を張って「趣味は○○です」といえるほどの趣味はないかもしれません。しかし、私は、Kさんのように、いろいろな遊びを「つまみ食い」するのも、立派な老後の「趣味」のあり方だと思います。

日本人は、趣味に関しても、妙にストイックで、「ひとつのことに打ち込まなければ、趣味とはいえない」と考える傾向があります。毎日、毎週末、同じことをして、何年も何十年と打ち込まなければ、「趣味と呼ぶに値しない」という考え方です。

しかし、それでは、レジャー（遊び）ではなく、レイバー（労働）でしょう。

私は、年に数回、気が向いたときに楽しむだけでも、立派な趣味だと思います。むしろ、そうした「趣味」のほうが、**飽きることがないので、長く続けられる**と思います。私は、「自称無趣味（じつは多趣味）」は、老後の時間の使い方として、理想的なパターンではないかとも思うのです。

話が飛ぶようですが、高齢者専門の医者を35年もしていると、職業病のようなもので、歴史小説を読んでいても、その人物の「老後」や「晩年」が気になります。なかでも、私が興味を抱いているのは、江戸幕府の最後の将軍、徳川慶喜の「趣味人」としての余生の過ごし方です。

彼は、幕末・維新の重要人物のなかで、最も長生きした人物の1人で、大正2年、77歳まで生きました。戊辰戦争の勝者ではなく、敗者側の元トップが、最も長く生きた1人となったのです。

彼は、維新後、謹慎生活を経た後、静岡に移り住みます。そのとき、慶喜は「これからの長い歳月、日々退屈せぬようにせねばならぬ」と語ったと伝わります。そして、慶喜は、長い余生を趣味人として生き抜きます。写真、狩猟、自転車、謡曲、油絵と、次々に趣味を広げていったのです。

彼が、明治時代を越えて、大正時代まで生き延びたのも、趣味の渉猟者となったことの「効用」だったと、私には思えるのです。

73 本当に趣味のない人は、映画館に足を運んでみませんか？

さて、そうはいっても、「年に2〜3回楽しむ『趣味』もない」という、本当に無趣味な人もいるでしょう。そんな人は、まず「映画館」に足を運んでみては、いかがでしょう。

私が映画を撮っているので、手前味噌に聞こえるかもしれませんが、**映画鑑賞は参入障壁がごく低い遊び**です。過去、まったく趣味をもたなかった人が、いきなり習い事に通うのは、ハードルが高い話でしょう。それに比べると、映画館はいたってハードルが低い。チケットを買って、あとは座っていれば、そこそこ楽しめます。

まずは、その時期、ヒットしている映画のなかから、自分が「面白そう」と思う映画を1本選んで、観に行かれてはどうでしょうか。しつこいようですが、物は試しです。映画は、ハマれば、ひじょうに奥行きの深い趣味になります。

また、映画鑑賞のいいところは、それが繁華街やシネコンの入った大型商業施設に足を運ぶきっかけになることです。映画鑑賞は、テレビを消して街へ出る契機になるのです。

もうひとつ、参入障壁の低い趣味を挙げておきます。「何か」を集めることです。これは、多数の高齢者を診てきた経験からいえるのですが、いわゆる「コレクター」とか「オタク」と言われる人にボケた人はまずいないのです。その理由はいくつか考えられます。

まず、第3章でも申し上げたように、「お金を遣うことは、脳を使う」ことです。とりわけ、何かをコレクションするには、見る眼を磨き、限られた予算内で好みの品を買っていく必要があります。いずれも、脳を活発に働かせる必要がある作業です。ボケている暇はありません。

また、欲しいものを見つけたときや入手したときに、感情が高揚することも、ボケ防止になっているのかもしれません。何かを集めることは、「感情の老化」を防ぐのです。そして、**何かを集めれば、それは人とのコミュニケーションのきっかけ**にもなります。

そのうえ、スクールに通う必要もなく、思い立った日にその日から、1人で始められます。しかも、骨董や宝石を集めるのでなければ、お金も思うほどにはかかりません。たとえば、世の中には、いわゆる「紙物」コレクターが多数います。デザインの違う「箸袋」や「ラベル」類などを集めている人たちです。私は、多数の高齢者から、そうした収集の奥深さを耳にしてきました。あなたも、いざ集めはじめてみると、意外な発見があるかもしれませんよ。

74 孫への読み聞かせは、「自分」の脳のためです

「本を音読し、子供に聞かせる」――いわゆる「読み聞かせ」は、子供の脳にいい影響を与えます。お子さん4人が東大理科三類（医学部進学コース）に入学したことで有名な佐藤ママ（佐藤亮子さん）は、毎日、絵本を読み聞かせていたと聞きます。

その一方、「読み聞かせ」は、読み聞かせる側の脳にも、いい影響をもたらします。声に出して読むと、**黙読するときよりも、脳内の血流量が増える**からです。音読すると、ただ読むだけでなく、声に出し、その自分の声を耳から聞くことで、脳が複雑な情報処理を行うことになります。それが、脳の活性を高めるのです。

また、音読すると、口腔機能（口からのどまでの機能）が鍛えられます。高齢になって、言葉を出す機会が少なくなると、口腔機能全体が衰え、ものを噛み、飲み込む力が落ちていきます。すると、命取りにもなりかねない誤嚥性障害、誤

嚥性肺炎のリスクが高まるのです。

新型コロナが流行するなか、高齢者の口腔機能を調べたところ、滑舌《かつぜつ》が悪くなっている人が50％にものぼることがわかりました。それは、コロナ下、人と会うことが制限されたことの結果です。そういう状況でも、孫に読み聞かせるなど、音読していた人は、滑舌が衰えることもなかったはずです。

むろん、音読は、読み聞かせる相手がいなくても続けられます。自分1人で、気に入った文章、名文を声に出して読み、味わえばいいのです。

75 「1日6分間」、本を読むとよく眠れます

そもそも、読書には「黙読」でも、脳をリラックスさせる効果があります。

イギリスのサセックス大学の研究によると、本を読みはじめてからの最初の6分間で、ストレスの3分の2以上が軽減されるといいます。活字に集中すること

で、心拍が穏やかになり、また筋肉の緊張がほぐれるからでしょう。夜、寝床で本を読むと、眠くなるのも、脳がリラックスするためです。

むろん、本を読むと、脳のトレーニングになり、読書を習慣にしている高齢者は、認知症の発症率が低いというデータもあります。

そこで、1日1回、10分間でもいいので、読書を日課にすることをおすすめします。本書をここまで読んでいただいている人は、それなりに読書習慣のある方々だと思います。ただ、毎日、本を開く人は少ないかもしれません。それを「頭の体操」として、毎日10分間の日課にするのです。

長編小説や硬い本を読むのがしんどいようなら、エッセイ集、ショートショート、短編小説集など、短い時間で楽しめる本を用意するといいでしょう。たとえば、**1日1本、短編小説を読むことを日々の予定に組み込む**と、脳の元気さを保つことができます。

76 ペットを飼うことで幸福ホルモンが分泌される

「アニマルセラピー」という精神療法があります。たとえば、認知症の患者さんらが暮らす施設で、犬や猫のペットを飼うと、笑顔があふれるようになるのです。

その効果に関する研究によると、昼間、セラピー犬（要するにペット犬です）と触れ合うと、夜、眠っている間に、「幸せホルモン」とも呼ばれるオキシトシンの量が、平均135％も増加したと報告されています。

それは、ペットと触れ合うこと、加えて、ペットを話題にして、周りの人とのコミュニケーションが増えることとの効果とみられます。

もちろん、自宅でペットを飼っている場合も、同様の効果が得られます。生き物と触れ合うこと、またペットを通じて家族や社会との関わりが増えることによって、認知症や老人性うつが遠ざかっていくのです。

そもそも、ペットを飼うと、なかなかいい運動になります。とくに、**犬を飼うと、散歩に連れていく必要があるため**、外出回数が増えます。

また、猫は、散歩の必要はないものの、家の中で排便するため、猫用トイレを掃除しなければなりません。その「適度な手間」が体を動かすことにつながるのです。

ただし、ペットを飼うことが、高齢者にとって、いいことずくめかというと、そういうわけでもありません。まず、犬猫にひっかかれたりすると、高齢者の場合、傷が治りにくいうえ、感染症を発症しやすくなります。

また、飼い主が高齢になるほど、エサやり、トイレの掃除、爪切り、歯磨き、動物病院への通院など、ペットの世話が年々大変になっていきます。今は、ペットも15年は生きる時代です。最期のときまで世話できるかどうか、自分の年齢とよく考え合わせてから、飼いはじめたほうがいいでしょう。

なお、老後の友に、犬がいいのか、猫がいいのかは、意見の分かれるところです。「犬は散歩が大変だから、やめたほうがいい」という意見がある一方、「散歩があるから、いい運動になる」という意見もあります。

当たり前の結論ですが、「自分が飼いたいほうを選ぶ」と、飼い主もペットも幸せホルモンをいっぱい分泌できると思います。

77 家庭菜園づくりで前頭葉がよく働く

「家庭菜園」は、とりわけ高齢者におすすめしたい趣味です。小さな菜園を「運営」することが、脳と体に、いろいろなメリットをもたらすからです。4つほど、その効果を紹介しておきましょう。

まず、家庭菜園で、野菜や草花を育てるためには、体をかなり使わなければなりません。たとえば、しゃがんだり、立ったりすると、それはしぜんにできるスクワット、足腰のいい運動になります。

また、野外で活動するので、太陽光をたっぷり浴びることになります。それが習慣になれば、ビタミンDや脳内の神経伝達物質の合成が進みます。

また、たとえ小さな区画でも、自ら「農場主」となってマネジメントするには、脳を十分に働かせる必要があります。しかも、自然が相手のルーティンではない仕事なので、脳（とりわけ、前頭葉）が働くことになります。ふだん、眠りこけがちな前頭葉を使うことができるのです。

また、「1人で楽しめる」ことも、意外に重要です。自分の好きな時間に、いつでも楽しめる——そのことが長続きにつながります。

78 笑うと、本当にガンを笑い飛ばすことができます

前著でも述べたように、「笑う」ことには大きな健康効果があります。

まず、笑うと、しぜんに多量の酸素を体内に取り込めます。高齢者は、呼吸筋や横隔膜の筋力が弱くなるため、肺活量が落ち、血液中の酸素飽和度が低くなりがちです。ところが、**笑うと、しぜんに腹式呼吸になり、一時的に呼吸力が高まった状態に戻る**のです。

また、笑うと、NK細胞の活性が上がり、免疫力がアップします。劇場でお笑いを観たあと、NK細胞の活性が35〜45%も上がっていたという研究報告もあります。これは、並の薬よりも、はるかに大きな効果です。

そして、免疫力が高まれば、ガンの予防につながります。ガンの主原因は、細胞が分裂する際にコピーミスが起きて、不良な細胞が増殖することです。

免疫力が高ければ、NK細胞がそうした「不良品」を取り除いてくれるのですが、NK細胞の活性は20歳頃にピークを迎えます。その後、年々落ちていくので、中高年以降、ガンを患う人が増えるのです。

ところが、「笑う」と、NK細胞の活性が高まり、免疫力がアップします。今では、笑うこと以外でも、感情に刺激を与えることが、NK細胞の活性を高めることがわかってきています。映画や芝居もどんどん楽しみ、ガン細胞を駆逐してください。

79 ギャンブル、ゲーム、勝負事は、手と頭をよく使う

ギャンブルは、むろん「ほどほどにする」という前提付きではありますが、健康寿命を延ばすためには、悪い趣味ではありません。頭をよく使うからです。そして、意外に「体」もよく使います。

たとえば、競馬場に出かけると、パドックで馬の状態を見て、「穴場」(馬券売り場)で馬券を買い、メインスタンドでレースを観るというように、あちこち移動する必要があります。しぜんと、ふだんの何倍も歩くことになるのです。これ

は、競輪や競艇といった他のレース型のギャンブルでも同様です。

また、私は、対人型の勝負事では、囲碁や将棋よりも、麻雀をおすすめします。その理由は、**麻雀を打つときには、囲碁・将棋よりも、瞬間的な判断力を必要とする**からです。牌をツモっては数秒の間に不要牌を選んで切る――そうした瞬時の「判断」を数百回も繰り返すことが、脳を活性化させるのです。また、囲碁・将棋よりも、手先を頻繁に使うことも、おすすめする理由です。

近年、「賭けない、（タバコを）吸わない、（酒を）飲まない」という「健康麻雀」を楽しむ幸齢者が増えています。そうした仲間がいて、コミュニケーションを保てることも、認知症や老人性うつを遠ざけることにつながります。

80　免許更新テストは「傾向と対策」を練って臨みましょう

近年、高齢ドライバーの「運転免許更新」に関するハードルが、どんどん引き上げられています。免許更新時に「認知機能検査」を受ける必要があるうえ、違反歴があると、いろいろな追加の検査を受けなければならないことになっているのです。

まことに愚かな政策です。そもそも、高齢者が事故を起こす確率は、高くありません。高齢者が第一当事者（その事故で過失が最も重い人）になる割合は、16〜24歳よりも低いのです。それなのに、若者の事故対策をとることなく、国は、高齢者にばかり免許返納を求めているのです。

その結果、**フレイルや認知症、要介護状態に陥る高齢者が急増**しています。

高齢者の場合、免許を失うと、外に出られなくなる人が増えます。すると、運動機能や脳機能が簡単に衰えてしまいます。高齢者が免許を返納すると、要介護となるリスクが高まることは、さまざまな調査・研究で明らかになっています。

というわけで、可能なかぎり、「運転を続ける」ことをおすすめします。運転すると、しぜんに注意力や判断力のトレーニングになります。また外出機会が増えることで、しぜんに認知能力の低下が抑えられます。

「試験が不安」というのでしたら、事前に練習して、傾向と対策を練ればいいのです。そもそも、この本の読者は、最も厳しい受験戦争を勝ち抜いてきた団塊の世代、あるいはその前後の方々が多いと思います。試験に受かるため、「事前練習」することがいかに重要かは、私が述べるまでもなく、身をもってご存じでしょう。

「事前練習」の方法は簡単です。すでに、いろいろな「対策ドリル」が出ているので、それで練習しておけば、本番のテストであわてることもありません。

ドリルの中身は、おおむね過去に出題された認知機能検査（いわゆる過去問）を載せ、問題を解く形式になっています。私の監修している「対策ドリル」もあります。

私は長年、受験指導にも携わってきましたが、**試験は、どんな試験でも、対策をすれば、合格率は上がる**のです。昔の中国の言葉ではありませんが、「政府に政策あれば、民衆に対策あり」です。しっかり、ドリルで練習して、「暴政」に屈することなく、免許証を守り抜いてください。

著者略歴

和田秀樹《わだひでき》

一九六〇年、大阪府生まれ。

東京大学医学部卒業。精神科医。

東京大学医学部附属病院精神神経科助手、

米国カール・メニンガー精神医学校国際フェローを経て、

現在、ルネクリニック東京院院長。

高齢者専門の精神科医として、三十年以上にわたって

高齢者医療の現場に携わっている。

『80歳の壁』『マスクを外す日のために』『70歳の正解』『ぼけの壁』

（いずれも幻冬舎新書）など著書多数。

幻冬舎新書 688

80歳の壁［実践篇］

幸齢者で生きぬく80の工夫

二〇二三年 三 月三十日 第一刷発行
二〇二四年十一月三十日 第九刷発行

著者 和田秀樹

発行人 見城 徹
編集人 小木田順子
編集者 木田明理＋福島広司
発行所 株式会社 幻冬舎
〒一五一-〇〇五一 東京都渋谷区千駄ヶ谷四-九-七
電話 〇三-五四一一-六二一一(編集)
〇三-五四一一-六二二二(営業)
公式HP https://www.gentosha.co.jp/
ブックデザイン 鈴木成一デザイン室
印刷・製本所 中央精版印刷株式会社

検印廃止

Printed in Japan ISBN978-4-344-98690-9 C0295
わ-1-7

＊この本に関するご意見・ご感想は、左記アンケートフォームからお寄せください。
https://www.gentosha.co.jp/e/

幻冬舎新書

和田秀樹
80歳の壁

人生100年時代、80歳を前に要介護になる人は多い。「80歳の壁」は高いが、壁を超える最強の方法がある。「我慢せず、好きなことだけする」「ガンは切らない」等、寿命をのばす「正解」を伝授。

和田秀樹
ぼけの壁

老後の幸せを左右するのは「ぼけ＝脳の老化」。でも恐れる必要はない。認知症と老人性うつのメカニズムを正しく知れば、ぼけが始まっても脳は簡単には衰えない。老年医学の第一人者による健脳の処方箋。

和田秀樹
70歳の正解

60代では約「40人に一人」だが80代では約「3人に一人」――認知症の有病率、即ちボケる人の割合だ。脳だけでなく健康も見た目も分岐点は70歳。老年医学の第一人者が「老いを遅らせる正解」を大公開。

和田秀樹
マスクを外す日のために
今から始める、ウィズコロナの健やかな生き方

マスク依存と長過ぎた自粛生活で心身に受けたダメージははかりしれない。特に子どもたちへの悪影響は深刻だ。マスクなしでも不安にならない免疫力の高め方とは。今から備えたいウィズコロナの新・健康論。

幻冬舎新書

和田秀樹
感情バカ
人に愚かな判断をさせる意識・無意識のメカニズム

感情が過剰になり理性とのバランスを失うと、知的な人でも愚かな判断をする「感情バカ」になる。意識・無意識の感情が判断をゆがませる仕組みを解き明かし、感情で苦しまない・損しない生き方をアドバイス。

和田秀樹
バカとは何か

他人にバカ呼ばわりされることを極度に恐れる著者による、バカの治療法。最近、目につく周囲のバカを、精神医学、心理学、認知科学から診断し、処方箋を教示。脳の格差社会化を食い止めろ！

吉村芳弘
「80歳の壁」を超える食事術

「80歳の壁」を超えて健康寿命をのばすには、まずは「食べる」こと。タンパク質をしっかりとって、体重も筋肉も減らさず、体力維持が不可欠。健康な「小太り」をめざし、生涯現役を貫こう。

外山滋比古
90歳の人間力

高齢者ともなれば、どんな人間にも後悔、失敗、恥がある。さまざまなキズを糧にして、歳をとるほど明るく幸せになる生き方とは？　『思考の整理学』の著者による、人間力を養う34のヒント。